難病治療と巡礼の旅

西谷　裕

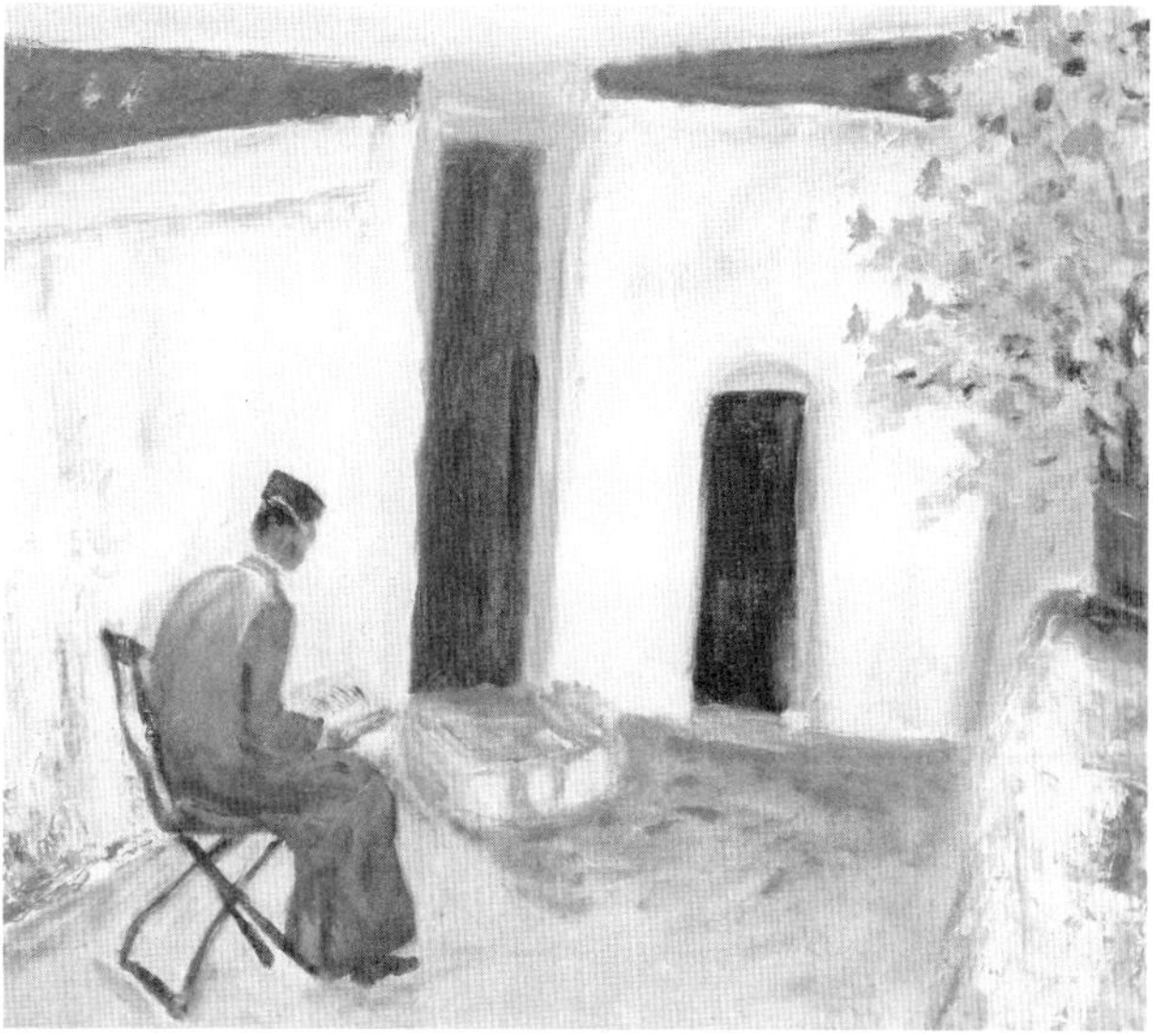

誠信書房

――難病と闘う人びとに捧げる――

はじめに

この本は、ある種の偶然が重なって生まれたものである。本書を書いてみようという動機は長らく私のなかで気付かれないままに、眠っていたのである。

それを直接揺り起こしてくれたものは、第一章の冒頭にも書いた、自分がやり遂げた世界一周旅行の思い出である。それは、私の最も多忙な四十歳代の前半のある時期に挿入された三ヵ月間の一人旅であった。帰国後もほとんど、人に語らなかった非日常の時間であり、それを自分のなかで咀嚼し、整理するのに二十年以上を要した。私の遅すぎた青春の武者修行であり、いくつものトラウマと、悔恨を胸の裡に持って過ごした九十日間の「臨床巡礼」の旅でもあった。

これが私の後半人生への通過儀礼だったのだ。しかしその第一歩はあまりに小さく踏み出されたがために、私自身を含めて、誰もがその意味に気付かなかった。

すでに齢、喜寿を超え、記憶茫茫、当時の記録も散逸しかけ、一方では人生の黄昏時を迎え、自らの時の流れと世界史の流れとを重ね合わせて見るようなゆとりもできてみると、あの旅行は自分史を考えるときの最初に位置付けるべき出来事であった。

私の人生は、波瀾万丈でもなければ、「この道一筋」という生き方でもなかった。私のやったことは「臨床神経学のフィールドを破れかけた捕虫網を片手に、クヌギ林の細道を、蝶を追っかけているうちにここまで来てしまった」、というのが偽らざる実感である。しかしそれだからこそ思いがけない発見もあれば、愉しみもあり、そのなかで精一杯やって来たという充実感もある。

そのなかでも京都大学では神経免疫学の誕生に立ち会い、同僚達と共同して多くの仕事が出来たとは幸運でもあった。その上に私を知ってくださった先輩、同僚のお陰で、わが国独自の政策医療である、難病対策に関わり、「難病センター」を立ち上げるという、身に余る事業に直接関与出来たことは、望外の喜びであった。

副院長、院長をやっていた十六年間は創成期の苦しみもあったが、一番恵まれた時代でもあった。いま「官」はまさに激しい攻撃に晒されているが、当時の官の中枢には何か意味のある仕事には、多少の赤字など問題にせずにバックアップしようという「志」が漲っていた。厚生本省にもお国のためなら、政策医療のためには、一肌脱ごう、という国士的な人びとが何人もおられた。そういう方々の援助なしには、採算を度外視した理想の政策医療は入り口で頓挫していただろう。その経緯についてはもっと詳しく書くべきであったかも知れないが、とりあえずどうして十数年の間に新しい「難病センター」が誕生したか、その間私は何を目標にしていたかなどの思い出を、数年前に、京都難病団体連絡協議会からの依頼で、宇多野病院の紹介記事として掲載して頂いた。それに一部手を入れて第二章とした。私としては希有な発展を遂げた一つの専門病院の成功の秘密をここには盛り込み、日本の

「医療崩壊」が現実的な危機として指摘され出した現在、日本の専門病院の問題点について話題を提供したつもりである。

しかし右肩上がりの日本経済に陰りが見え始め、効率を無視した医療は社会が容認しなくなって来た。いま、政策医療は医療制度の大変革の嵐をもろに受けて大揺れに揺れている。

ちょうど平成六年に私が国立療養所宇多野病院を定年退職した頃から、国立機関——弱者を対象にした難病医療にとってはまさに受難の時代に入った。しかしその間にも、日本人の弱者に対する基本的な眼には変わりがなかった。これらの問題について「難病患者のＱＯＬ」というシンポジウムが一九九七年東京で開催された。それをベースにして一冊の本が企画された。そのなかの「難病医療・福祉の過去・現在・未来」と題する序章の執筆依頼で書き上げたのだが、この本は諸般の事情により残念ながら出版されなかった。そこで編集者の了解を得てそのまま、作り始めていたホーム・ページに掲載してみた。全くのはじめてのインターネット経験であったので多くの不備もあったが、暖かい眼で迎えられアクセスしてくださった人々からはそれなりの評価を戴いた。

しかしながら、やはり自分の公的責務について自分なりの結論を残すべきだと思うようになり、この本の第三章に加えた（したがって本章は二〇〇〇年に書かれたものではあるが、いま読み直してみてもそれほど大きな間違いではなかった、と思われるので、そのまま掲載してご批判を戴くこととした）。

十年前の阪神大震災時のボランティア活動や、その後のＮＧＯの活動などからは新しいタイプの日本人の出現が期待される。また迫り来る異常気象など、世界規模での環境問題の高まりは、日本人の今後の生き方にも多くの示唆を与えてくれる。とくに中国十三億人、インド十億人という、これまで人類が経験したことのない大規模の社会がその生活向上を希求する大集団となり、アジアは全く新しい国際環境の構築を迫られている。新たな後進国が先進諸国の生活レベルに到達したいという強い希望を、先進国はどうしてエゴイスティックに阻止出来ようか。

一方、それらの欲望が作り出す、想像を絶する環境破壊をどう制御するのか。きれいごとでは済まされない難問である。これは過去の国益を中心とした外交の理解の限度を超えており、しかもおそらく一国または二国間の内、外政でコントロールし得る問題でもない。

われわれ人類はいまや共通のノアの箱船に乗せられている難民同士と呼んでも過言ではない。人類の英知が試されているのである。

中国の文化大革命後の早い時期からこの問題に私が気付いたのは、第三章にも書いたように、偶然いただいた一枚のクリスマス・カードからだったが、それ以後ほぼコンスタントに京都と河南省鄭州の間には医師を中心にした交流が二十年以上にわたって継続している。中国の多くの友人たちに謝意を表しつつ、それらのメモを第四章にまとめた（この章は拙者『神経学のフィールドにて』と重複している部分が多いが、私の真意を伝えるために出来るだけ当時のままとした）。

ちょうどそのような時期に私は、人生の一つの区切りのような勲章を頂戴することになった。これは時がくれば戴ける性質のものではあったが、私と、私と一緒にこれまで働いてくれた家族や同僚、後輩へのご褒美と、これまでの苦労のねぎらいの印として素直に頂戴することにした。とくに五月十二日には、宮中豊明殿において保健衛生分野の数百人の受章者を代表して、陛下に「御礼言上《おんれいごんじょう》」の大役を与えられたことは望外の栄誉であった。それとともに公的な仕事であった難病対策についてのケジメをつける責任も痛感することになった。これらの実に多くの偶然が重なって生まれたのが、このエッセイ集である。

しかし何よりもこの本の誕生には畏友、大塚義孝氏と誠信書房社主柴田淑子氏、松山由理子編集長はじめ同書房の皆さんのご支持とご助力によることを記して改めて謝意を表する次第である。

平成十八年盛夏

京都鴨川べりの寓居にて

西谷　裕（西遊）

もくじ

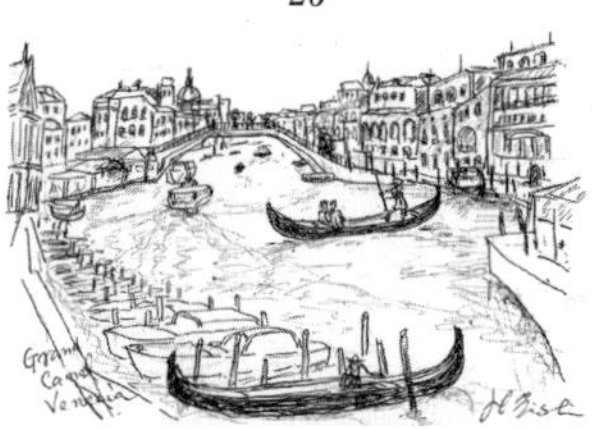

［本文イラスト］西谷　裕

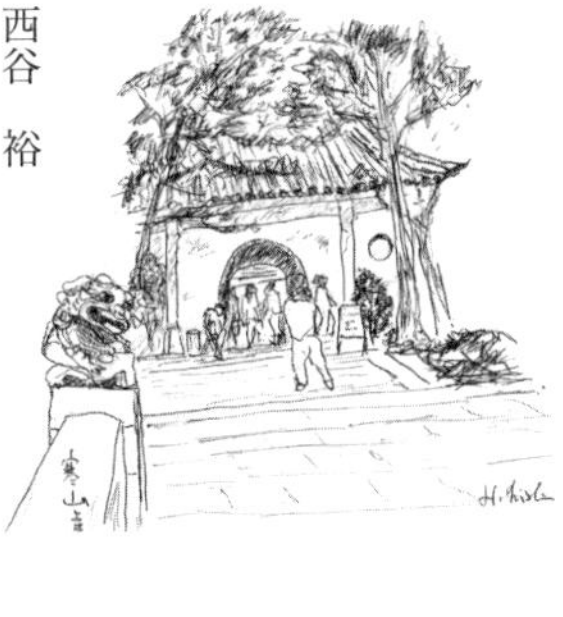

I

第1章　世界一周九十日間巡礼記

序詞「**昭和の遣唐使**」

一九七一年初秋　大学闘争の　硝煙くすぶるさなか
私は石もて追われるごとく　ひとり　東に向かって旅立ち
TOKYO, L.A., MICHIGAN, ROCHESTER, BOSTON, N.Y.,
NEW CASTLE UPON TYNE, LONDON, PARIS, MILANO, ROME, OSAKA と
北半球を一周

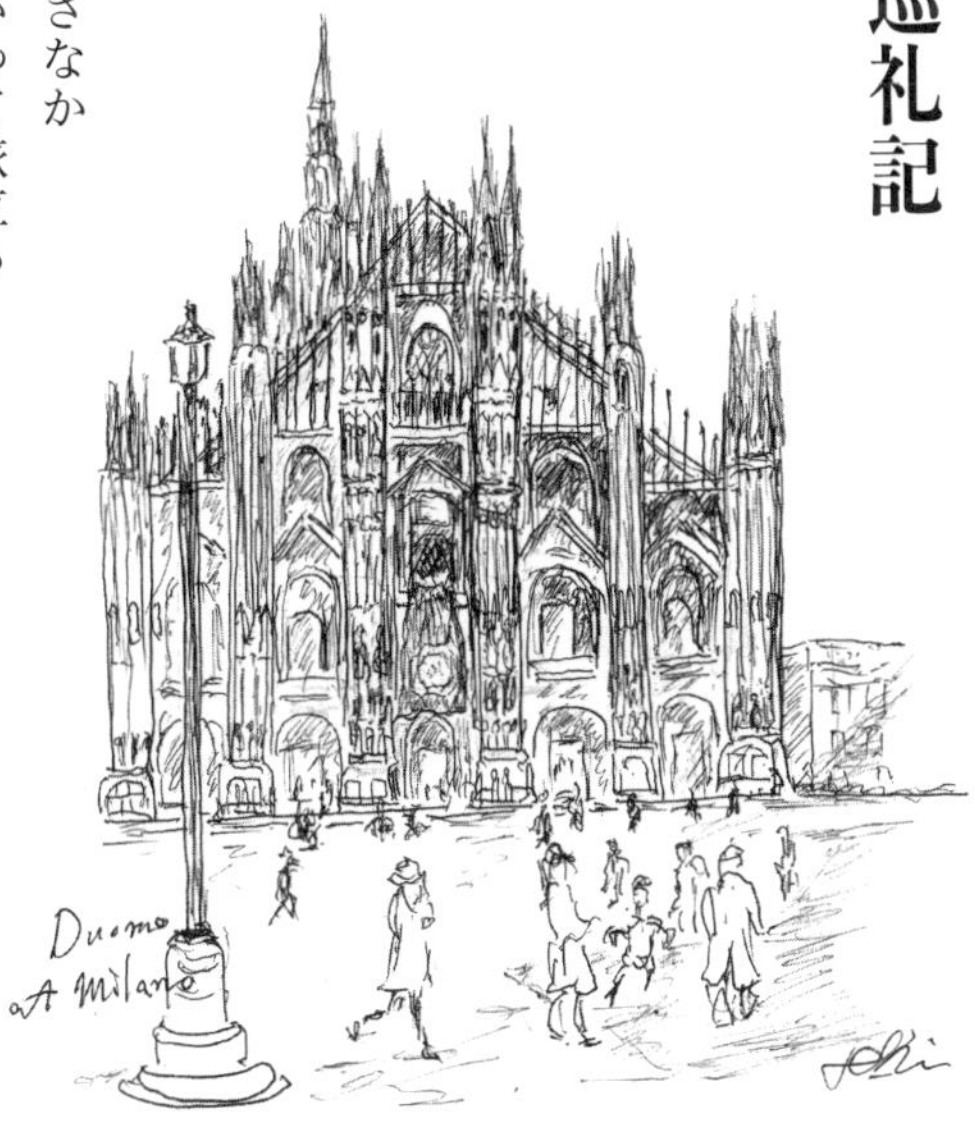

2

地球規模での学園紛争　大学解体　「自己否定」
戦い果てた　一匹オオカミよ　悔恨の腐肉を餌に
夜明けのけもの道　己の嗅覚を信じて　断崖を飛び越せ
OFFICIAL PASS PORT　No. BO 75737　stamp rally

百年前の岩倉特命使節団は　一年十ケ月百名を費やして
混沌たる明治政府に　新制度の宝典を齎した
しかし現代の遣唐使には持ち帰るべき教典も　受けるべき位階もなく
「独り世界のリサーチ・センターを訪ね　必ず九十日後に帰日せよ」

テヴェレ川を　渡った　アルファオオカミは
神父の傍らに　蹲り　耳をそばだて
三日月の夕闇を　切り裂く　友の遠吠えに応える
「吾に　七難八苦を与えたまえ」

As time goes by　秋霜　七十八
St.Nicholas 聖堂の鐘韻　マロニエの並木道　Venice の舟唄

茫々たる追憶の　星クズを　かき集めて
己が「巡礼」を懐かしみ　この惑星の蒼穹に　祈る

（二〇〇六年三月八日）

1　なぜ旅立ったのか

私は、一九七一（昭和四十六）年、四十三歳の夏の終わりに、科学技術庁の短期在外研究員として世界一周の旅に出た。その記録が全くないままで今日に至っている（もちろん報告書は文部省に提出しているが……）。

いまは七十八歳を前にして、その身体はすでに壊れかけており、記憶も往時茫茫。過ぎし時を懐かしむうちに、自分にとっては、この「世界一周九十日間」という旅行が、かの有名なジュール・ベルヌの「世界一周八十日」や、ジャン・コクトーの「世界一周八十日」にも類似した行為であり、そのとき、一生の後半のスタート地点に立って、三ヵ月間孤独と戦っていた一周遅れのランナーであったものの、毎日が全く新しい経験だったことに気が付いた。

その後の引越しなどで大切な手紙類はもはや紛失しており、当時の記録を探してみると公用旅券、日記や数冊のアルバムなど、多少参考になるものも出てきた。その年の小さなポケット手帳には旅行中の走り書きのメモが残っていた。それらを頼りに、以下ディテールに渉る部分はやや日記風に書き、当時の心象風景や旅につれて引き出された感想など、その後の私の生き様に関係したことをできるだけ詳しく書くようにつとめた。

まず私がなぜ科学技術庁が一学部に数人しか与えない、三ヵ月の短期在外研究員に応募したかの経緯について書く。たぶん一九七〇年の十一月頃だったと思う。私は京大第二内科（主任教授、深瀬政市先生）の一階のうす暗い医局室の掲示板の片隅に、A4サイズ一枚の紙切れに事務的にタイプされた、科学技術庁の短期在外出張員（三ヵ月）の公募要綱を眼にした。

当時、大学紛争直後のギスギスした雰囲気が、教室全体を覆っていた。紛争前には五十人以上もいた無給副手は、研究室にも病棟にも復帰しなかったため、大学からは無給副手に代わる定員制の有給医員（約十五万円／月、非常勤）が新設募集されたが、大部分の副手はこれをボイコットしていた。

われわれ助手のなかでも深瀬、反深瀬の立場でお互い反目しあっていた。私は一教室の助手の身分でありながら、紛争終結後も隣の第三内科へ出掛けて行って、ビングの「神経局所診断法」の抄読会に参加したりしていた。教室で酒を呑んだりしたときには、深瀬教授からは「オマエのやっていることは、私としては許容限度ぎりぎりだぞ」と釘を刺されていた。親しい同級の友人とは「残るも地獄、去るも地獄だな」と話し合ったものだった。しかし私は、あと五年間は研究に打ち込もうと決めていたから、楽ではなかったが、深瀬教授とは毎週必ず話し合うように努めていた。

私は助手の身分で、小さいなりに神経グループを任されていた。グループには、昭和四十一年卒の森宗勧君（のちに国立療養所宇多野病院医長、厚生本省を経て、京都市リハビリテーション・センター所長）、昭和四十二年卒の井口弘君（のちに京大公衆衛生を経て兵庫医大衛生学教授）と吉川信嘉君（のちに神戸市民病院医長を経て開業）の三人が、紛争後初めての有給医員として来てくれ、続いて昭和四十三年卒の久野貞子さん（旧姓野口。のちに宇多野病院臨床研究部長を経て国立神経・精神センター副院長）が北野病院の木島滋二先生の紹介でチームの紅一点として入ってくれ、さらにその同級の鈴木将夫君（のち開業）が高島病院から島田恒治院長の紹介で来てくれた。

かつて全共闘の旗が靡《たなび》いていた内科研究室四階北西角のうなぎの寝床のような実験室と、病棟一階の不要になったレントゲン室の一部を改造した神経外来用の診察室と、それに付設した金網でシールドされた鶏小屋のような手作りの筋電図室で、六人が入れ替わり立ち替わり、朝から晩まで仕事をしていた。

私はこれらの若い研究者の指導を任されていたのだから、今になって考えると、素晴らしい共同研究者達に恵まれていたわけだが、当時は自分の指導力のなさを痛感し、一種の閉塞状態に陥っていた。

公募要項等を確認して、すぐに深瀬教授に推薦をお願いしたが、教授は「あれは助教授クラスがもらうものだよ」とハナから可能性がない、と水をぶっ掛けられた。私はしかし可能性が数%でもあれば賭けてみても良い、と考えていた。他に教室内に競合する応募者がいないことが判ったせいか、教授からは簡単な推薦状を書いて頂けた。

当時、私が断続的につけていた日記によると、一九七〇年十二月二十五日付けで、「科研費、申請。

在外研究員に応募」と半行あるだけである。

私は主としてアメリカでメイヨー・クリニックや東部の大学病院等を訪ね、重症筋無力症、筋ジストロフィー、パーキンソン病等について「臨床の場での研究の在り方」を調べたいという漠然としたテーマでの出張調査のプログラムを作って願書に書いた。そのために行ってみたい大学や研究所の招請状等をボチボチ依頼しただけで、あまり準備らしきこともしていなかった。

いつ面接があったかは日記にも記されていないが、解剖学教授室で岡本道雄医学部長の十五分ずつの面接があり、その時になって他に数人の有力な助教授、講師クラスの候補者がおられることも初めて知った。

そんな状態で、私の日記の一九七一年四月二十二日には、「在外研究員の任命！　全く降ってわいたようなプレゼント。これをセンチメンタル・ジャーニーに終わらせないで、自分を鍛える場にすること！　僕の人生の後半の出発点にしなければならない」と記述されている。

正直のところ、なぜ岡本先生が私を選ばれたのかは、今に至るまで判らない。あるいは紛争終結期に数回助手会の仲間と一緒にお会いしたり、教授団交の席で全共闘の連中に対しても割とハッキリとした発言をしていたのが、先生のお目にとまったのかもしれない。もう一つは、京大脳研究所設置の第一歩として、「応用神経生理部門」の教授予備選考委員会（多分この種の委員会はその後、消滅してしまったと思う）に、助手会からの代表として出席し、積極的に発言したり、行動したりしていたせいかもしれない。留学の旅先から手紙を送った記憶はあり、その後も時どきお目にかかっているのだが、この件ついては聞きそびれてしまった。

科学技術庁はこの研究費を学会出張費とは異なるものと位置づけており、採用者は国家公務員として三ヵ月かけて、六ヵ所以下の研究所に滞在し、そこでの最新の知識を吸収してくることを目的としていた。私の最初の計画では、主として米国にのみ滞在することになっていたが、出張が決まってから、同じ行くならヨーロッパにも行ってみたい研究所は多くあったため決定後に追加することになり、関係者には、ご迷惑をお掛けすることになった。

当時の私の気持ちも、今になっては正確には伝えられないのだが、幸いにも、日記にはかなり突っ込んだ感想が書かれており、そのまま転載するのが一番理解されやすいように思う。私は任命直後のハイな状態から、長旅を思ってデプレッションの状態にあったらしい。いささか面映い面もあるが、ご宥恕頂き紹介したい。括弧内は、説明のために付け加えた。

〈一九七一年七月八日、京都〉（日記より）
「今日はMrs. Grace Ray（アリゾナ州、ツーソンでご主人を亡くされて、生前ご主人から聞かされていた京都を訪れたいと希望、アメリカの友人から紹介された、七十歳近い小柄で、知性的な女性）のおつき合いで、（私の知り合いである）松風栄一さんと（私の友人のご父君）徳力富吉郎氏の工房を訪れ、二人のアーチストの実際の創作の場を見せてもらった——松風さんのお宅には、二時間ぐらいも居たことになるが、二重の意味で大変面白かった。一つは松風氏自身の創作の遍歴を、彼のアルバムをたどりながら知り、彼がロクロをまわして、鮮やかに磁器を創るところを見せてもらったことである。

もう一つは一年半前に夫を亡くしてはるばる orient までやって来た、いささか depressed な、人生の黄昏に居る一老婦人が、京都の一人の陶芸家の creative な態度から強い感銘を受け、それが同じ depressed な状態にある僕に対して一つのヒントを与えた点である。彼女は徳力邸でも赤の竹の版画を買い、松風氏の赤い香炉に魅かれ、自身でも「赤が好きらしい」と呟いていたが、あきらかに depressed な状態から燃え立たせてくれる life への希望を意識的に、または無意識的に求めていた。

私が現在求めていたのはまさに老婦人のそれと同じく「生」への意欲であり、私の「生」とは、愛と野心の適当な配合であるらしい。愛のない生活は死であり、野心にのみ動かされる生活は索漠とした狂熱である。毎日の生活の泉は日常の愛から生まれる。

ここ半年、あるいは紛争後ズーッと、大学の索漠たる環境と、そのなかで生きのびねばならないという緊張がもたらした二年以上にわたる恐るべき非人間的環境が、僕をゆがめ続けてきたようだ。僕の最近の不可解な疲れは、恐らく僕のこれまでの人生観をゆがめ続けられてきたことからくる疲労かもしれない。僕は自分のペースを崩していたようだ。それは僕の前に突然あらわれた困難な状況と strain、そして神経グループのチーフとしての責任と野心、そして大学の変貌によるものであった。

僕は自分の ambition を、愛から出発した小さな ambition を、かつて否定したことはない。しかし ambition だけが自分を何年にも渉って、突き動かしたことはなかった。四十歳を過ぎた今頃になって、それが自分のペースを崩すとは思い掛けなかった。そしてそれが愛を押しつぶし、生を押し潰そうとしかけているのに、今まで気がつかなかった。自分を支えるべき「生」の根源が枯渇しかけていることに、今愕然としている。

自分の「生」を再建すること、そのために必死でやったこと、それは「生きる」の主人公と全く同じであったのだ。そして今、神はアリゾナから同じように生を模索している老婦人を送られた。私はなお、自分の生を再発見し、再建したとは言い難い。ようやくその糸口を見つけたに過ぎない。しかしようやく人生の曲がり角に来ているようだ。それは何か?

仕事がいつも愛に繋がるという意味では医師の仕事は最もプリミティブな、vividな愛の領域であろう。しかし大学では多くの人びとによって患者は扱われ、医師の仕事は分割され、その分担によっては、全く患者と言葉を交わすことすらなくなる。チーフになるほどその危険はある。ことに研究を中心にやらねばならなくなるほど、そうだ。それはある程度避けがたい経過であるが、僕のように、患者への愛によって生きていきたい者にとっては大きなジレンマである。

この問題はもう少し、ゆっくりと考える必要がある」

以上である。ややオーバーで、考え方も青臭く、理論の飛躍もあるが、当時、気持ちの上ではかなり切羽つまっていたことは確かである。

八月の末になって、一九七一年八月二十一日発行の公用パスポートを渡された。四十三歳、身長一七八センチ、男性。「渡航目的」は“BY ORDER OF THE GOVERNMENT”と明記され、「官職欄」にはASSISTANT, KYOTO UNIVERSITYと書き込まれていた。当然のことながらも身の引き締まる思いがした。確かに日本国政府発行の公用旅券はそれなりに、いろいろな場面で役立ったのだが、その「渡航先」が“this passport is valid for U.S.A., UNITEDKINGDOM, FRANCE AND ITALY.”とはっきりと限定されていたことが、後々思いがけない障害にもなった。

それと同時に私宛の研究者からの招請状を中心に、渡航経路順にTOKYO（HANEDA）〜HAWAII〜LOS ANGELS〜DETROIT〜BOSTON〜NEW YORK〜LONDON〜PARIS〜MILANO〜ROME〜OSAKA（ITAMI）の通しの航空券が交付された。

すべてがＪＡＬでスケジュールされ、交付されたチケットには各フライトの時間まで決められていた。これはお役所としてはすべて日本の航空会社を利用すべし、と決まっているのだろうが、実際には現地で何回かの変更を迫られた。

2　天国に近い島、ハワイ

〈一九七一年九月一日――羽田、Tokyo〉

羽田発午後六時五十四分――これは手帳によるフライトの出発時間。

家族とは京都で別れたので、東京に出ていた姪の元田和子（彼女はたおやかな京美人で、新婚生活中であった。二〇〇六年の一月、卵巣がんで若くして他界した）が、ただ一人、見送りに来てくれていた。

「俺はなんで、これから三ヵ月も独りで世界旅行になど出掛けなければならないのだろう。それもお役人の決定に逆らってまで、独りで世界を一回りしようなどと考え出してしまったのだろう。もう止めたい！」という思いがこみあげてきた。日本での最後の寿司（実際には、イギリスの片田舎以外では世界中何処でも日本料理は食べられたのだが）を羽田空港のレストランのカウンターでつまみながら、しこたま飲んだアルコールだけが、このうつ気分と不安感を払拭してくれた。

七年前の、家族と一緒の二年間の米国ミシガン大学留学の出発時と比べると何という大きな違いだろう。あのときは昭和三十九年六月末で、まだ海外渡航が珍しい時代だったので、京都駅まで教室の先輩、同僚が大勢見送りに来てくれたが、今回は家族だけであり、そのなかには、すでに母親の姿はなかった（母は私がミシガン留学中に脳卒中で急死した）。姪の和子は横で、気の毒そうな顔をして最後までつき合ってくれた。あっけないフライトの別れ。空港周囲に整然と縦横に並んだ誘導灯が点滅し、異空間への離陸に軽い緊張とめまいをもたらす。後は何も考えないでハワイまでひと眠り。

午前十一時ハワイ空港着。ワイキキのコア通りに面したワイキキ・リゾート・ホテルに着いて、昼過ぎまでぐっすり眠った。気が付くと開け放ったフレンチ・ドアーから二羽の鳩が入って来て、ベッドの近くで餌を啅んでいた。バルコニーに出ると、ハワイ特有の午後のシャワーの後なのだろう、日本では見かけないような大きな半円のきれいな二重の虹。身を乗り出して眺めたり、写真に撮ったりして気分は晴れ、良い旅立ちに気を良くした。ダイアモンド・ヘッドが夕日に映え、点状の数人のサーファーがゆっくりと海岸線に向かって流れて来て、白い波頭で消えていく。こののんびりとした気分。やはりここは天国に近い島だ。

ハワイでまず数泊というのは、その後の何度かの渡米旅行のお決まりのコースとなった。それはここで日本での多忙な時間の流れから、アメリカ時間に適応するのに最良の方法であることを発見したからである。ましてこのときは、学園紛争後という戦場のようなぎすぎすした雰囲気からやっと逃れて、独りでゆっくりとした時間が持てる開放感。またこれから三ヵ月間、来し方、これからのことをじっくりと反芻できる時間が持てる！

ワイキキの浜に出て潮風に吹かれてみる。水着姿でごろごろ寝そべって肌を焼いている観光客たちに混じってみると、いかにもこれからアメリカに商用か、学会に旅立つ日本人以外の何者でもない、という風なネクタイ姿がいかにもそぐわない。しかしこれにも一つの効用があった。それは全く同じような出立ちの中肉中背の六十歳近い日本人紳士が直ぐに目に入った。向こうもそれと認めたのだろう、近寄って来た。ただ一つ違うのは、向こうは二十歳過ぎの女性を同伴している。すぐに打ち解けて話してみると、やはり私と同じ科学技術庁の三ヵ月の短期在外研究員さんであった。ご本人は私とはひと回り以上も年上

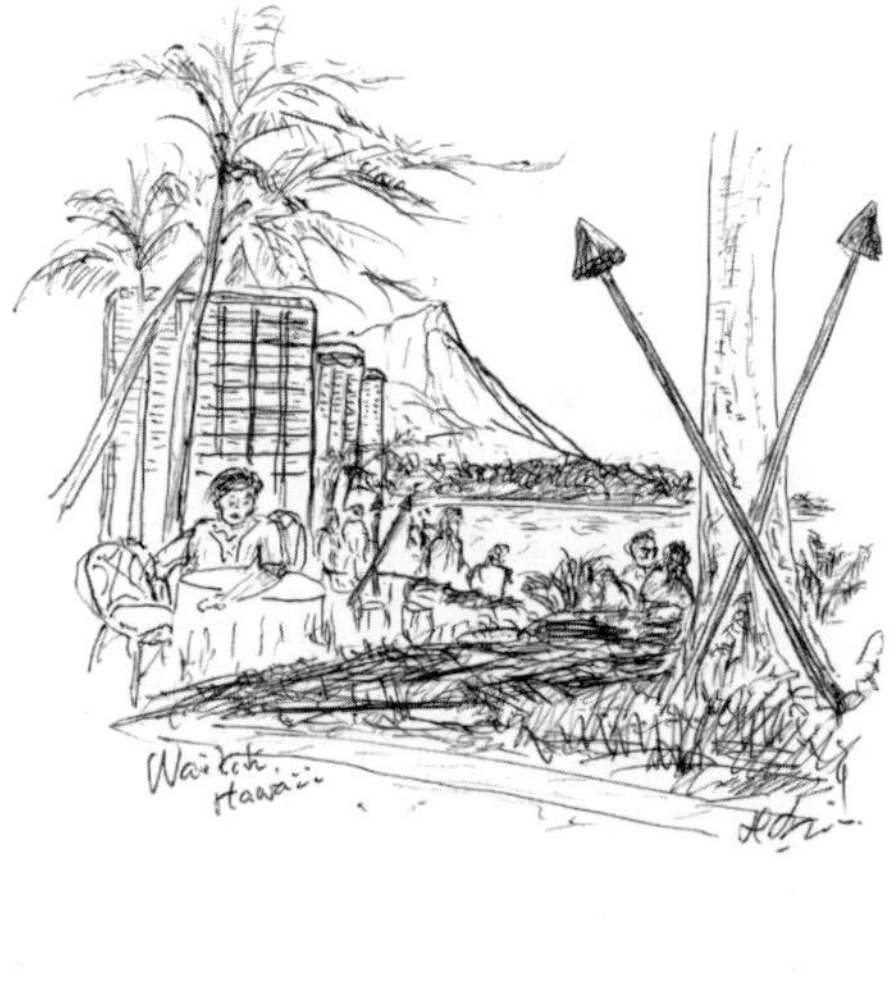

のようだったが、東京の国立大学の教授で、奥さんが何らかの事情で一緒に行けないので、体力的にも自信がなく、身の回りの世話という意味でも、娘さんが同行、ということになったらしい。もちろん、娘さんの分まで科学技術庁が面倒を見るはずもないが、アメリカでは一人より二人のほうが滞在費、生活費も経済的だし、社交的にも変な目で見られないことは確かだし、気持ちの上でもゆとりが持てるだろう。

私のほうは妻と小さな三人の子供たちがいる助手の身分で、しかも一ヵ所に滞在しないで、世界をぐるっと回ってみようというのに、家族を連れて歩くことなど考えられなかった。

かといって十九世紀の空想小説家ジュール・ベルヌの主人公フォックス氏のような、お供のパスパルトゥーもいなければ、それを真似たといわれているジャン・コクトーの一九三六年の『八十日間世界一周の旅』の場合の良き同伴者でカメラマンの若きマルセル・キルもいない。

ちなみにベルヌの小説では、フォックス氏は紙幣の一杯詰まったバッグを提げてロンドンを出発するのだが、私はといえば、この年の、それも出発寸前八月の、いわゆるドルショックで、円は変動相場制となり、強くなったとはいえ、一ドル＝三四四円。空港で千ドルと四〇〇ポンドをトラベラーズ・チェックに替え、後は若干の日本円を、パスポートと一緒に、すべて家内が作ってくれた腹巻きに入れていた。最近の海外旅行者は既製の安全なポシェットを持ち歩いているが、当時はそんな便利なものはまだなかったし、実際、寝る間もしっかりと腹に巻き付けた状態であった。

余談だが、ポケットに忍ばせた一枚の家族写真は、人びととの話題のきっかけとなり、気持ちを和ませ、ホテルでの独り寝を慰めてくれた。

ハワイの波打ち際で二人の日本人が背広姿でこれからの三ヵ月の予定など話し合って、慰め合っているのは客観的には滑稽な、しかしわれわれにとっては、極めて深刻な遭遇であった。最後に会った人の場合は喜劇どころか、悲劇であった（これはのちにご紹介する）。

この旅行中、私はこの人を含めて三人の科学技術庁派遣の短期在外研究員に出会った。出発の最初の日と最後に会ったというのは、九月一日出発、十一月三十日帰国というスケジュールが、時期的に大学関係者にとっては好都合なのと、もう一つはこの派遣はちょうど三ヵ月したら日本に帰らねばならないという、厳しいお役所のルールに依るところが大きい。これが私の「世界一周九十日間巡礼記」と銘を打った理由でもある。

これからの長旅に余計な荷物はちょっとでも避けるために背広姿でうろうろしていたが、やっぱりこれでは暑すぎて元気が出ないと、思いきって派手なアロハに着替えて、背広はトランクに仕舞いこんでしまった。

日付変更線のお陰で、九月一日を二回経験した。二回目の一日にはハワイ大学の免疫学教室（横山教授）へ留学していた中尾実信先生が車でマウイ島一周を案内してくれた。島の裏側のやや中国風の日本庭園に孔雀がいたが、羽の色があまり鮮やかでないのが気になった。中尾君は神戸大学の井村裕夫先生の教室から出張して来ていた真面目な研究者であった。学園紛争では全共闘のシンパであった。帰国後も結局、大学の雰囲気が合わずに、それを批判した小説を世に問い、とうとう作家として成功したが、彼もある意味では、大学紛争の犠牲者ではあった。

〈九月二日(木曜日)——ロサンゼルス〉

二日の夕方にはロスに着いた。予め連絡していた三高時代のバスケット部の旧友、南橋威君がロスのガードナーの「桂」という日本料理店に案内してくれた。彼は文科乙、私は理科だったが同じ京都一中の出身ということもあり、気が合った親友だった。学生時代には議論好きで、お互い夜を徹していろいろなことを論じ合っていたが、いまや高度成長期日本の産業戦士として、島津製作所のロサンゼルス出張所所長を勤めていた。食事の後、彼の行きつけのピアノ・バーに案内された。ピアノを弾いていたのは日本人で、昼間は会社勤め、夜はアルバイトという中年の男性だった(南橋君は将来の島津製作所を背負って立つ男と目されていた。その後本社に帰って、労務畑一筋、飲めないお酒を一生懸命に組合幹部と酌み交わしたりして頑張っていたが、残念なことに胃がんで急逝してしまった)。

3 曾遊の地、ミシガン大学

〈九月三日(金曜日)~九月十五日(水曜日)——アナーバー、中東部〉

■ミシガン大学の変貌

デトロイト空港からアナーバーまで、リムジンで約四十マイル西。何度も往復したことのあるルート94は、以前来たときには感じなかったデコボコが目立ち、五年間でこんなに傷むのかな、などと考えているうちに、アナーバーの手前の見覚えのある森に到着した。七年前、第一回の渡米時、飛行場にはリムジンという便利で安いものがあるのも知らないで、デトロイトからタクシーを雇ってそのメーターが、二十ドル、二十一ドルと上がっていくのにハラハラしたことを思い出しているうちに、アナーバーに辿り着いた。当時私たち家族四人（帰国時にはアメリカで誕生した次男を加えて、五人に増えていたわけだが）はアナーバー到着後、最初の三日間を町の中央のミシガン大学の所有するパウンド・ハウスという小さなコッテージで過ごした。地下にはハウスキーピングに雇われていた、黒人男性と白人女性の学生カップルがいて、当時は違和感を覚えたことを思い出した。

しかし今回はリムジンがキャンパス地区に入ると、こんな感傷を吹き飛ばすように、キャンパス講堂のページュの建物の壁一面に、ペンキで「FREE ANGELA」などという落書きの大文字が躍っており、かつての大学の清潔な印象は消えていた。道ばたには“The War Will End When the People Decide It Will End”というメッセージが書かれた集会案内の立て看板も見られた。ここでは大学紛争が反戦と結びついてまだ終わらず、より深刻であることが窺われた。

京大から内分泌学のバイヤーワルト教授の所に留学されていた森田陸司先生（現滋賀医大病院長）に、第二内科先輩の鳥塚莞爾教授（のちに福井医大学長）からの連絡が届いていたお陰で、何もかも森田先生ご夫妻の至れり尽くせりのご好意に甘えてしまった。経費節約のためにミシガン大学の学生寮に寄宿する心算だったが、先生のお宅に泊めていただくことになった。二階の一室を準備して頂いて、よく寝たこと、寝たこと。まるで大学紛争後の積年の疲れが一度に出たように寝た！　そして起きると森田先生ご夫妻と、ちょうどこの頃、ミシガンに来ておられた和子夫人のお母様を交えての、毎晩のように酒盛り。週末には以前のアナーバー駅を改装したレストランの料理がおいしいと誘われて腹いっぱいの蝸牛料理を堪能した。幸いだったのは、森田夫人のご実家が京大の岡本道雄学部長とご懇意なことまで、奇縁であった。この後、先生たちのご帰国後も私の家族を含めてご交際を頂いた。

神経学部門のチェアマンのラッセル・デ・ヤング教授は既知の間であった。先生の娘さんが日本に留学されたとき、その長期滞在を心配されてご夫妻が京都に来られた折に、里吉栄二郎教授から紹介されて時代祭りのご案内をしたことがあった。そのお礼ということなのか、わざわざ先生愛用の社交クラブでの夕食に、ご夫妻からお誘いを頂いた。

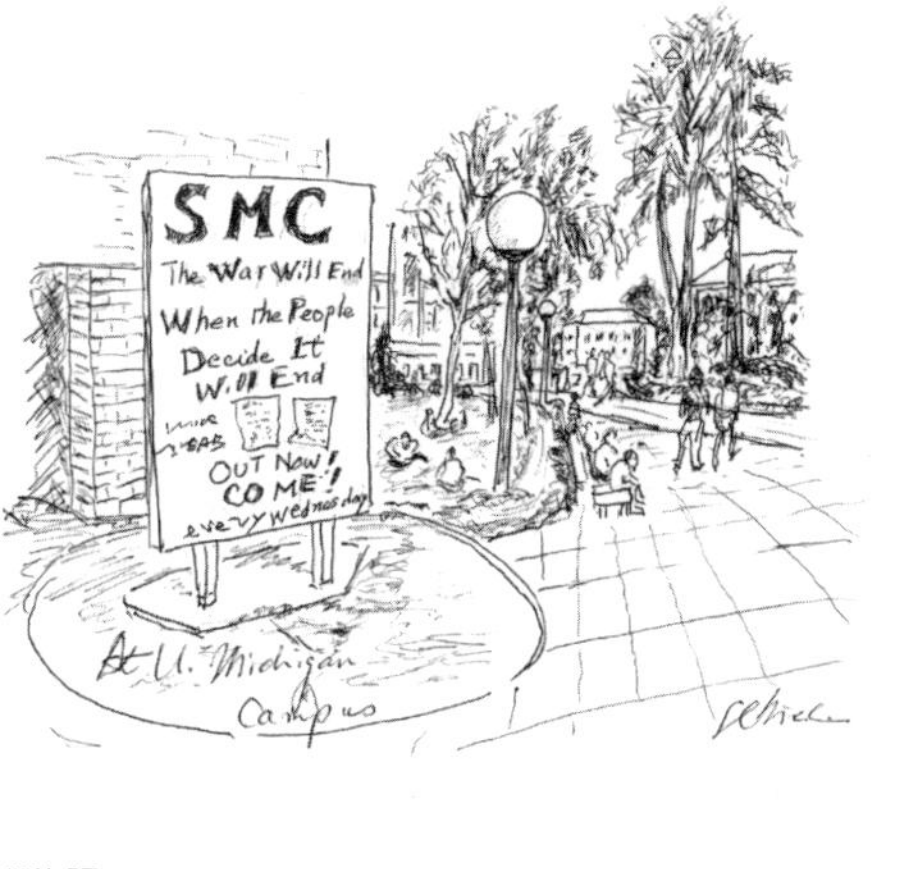

七年前から二年間、公私ともにお世話になった脳波部門の主任、コォイ教授に再会してその後の報告をした。脳波テクニシャンのボーゲルさん達とも久闊を序した。アメリカ生まれの六歳になる私の

次男の写真を見せると喜ばれた。また週末にはバッチイ名誉教授のお宅によばれて、奥様手作りのインド料理をご馳走になった。

七年前に脳波の仕事の傍ら「甲状腺機能低下症の誘発電位」を研究していたときに、主に一緒に働いてくれたドイツ系のエレクトロニクス・テクニシャン、コール氏にも会った。彼は第二次大戦中、ドイツ軍人として戦闘機メッサー・シュミットに搭乗、アメリカの戦闘機を撃ち落としたことが自慢だった。結構気難しい所があって、女性テクニシャンからは敬遠されていた。

当時、仕事を始めて数ヵ月めに、夕方になってから、平均加算装置が急に故障した。コール氏は明日直す、というのだが、それでは患者さんとの約束上困ると言い争いになった。彼は落ち着いた声で、「ミスター・ニシタニ、ここは日本じゃありませんよ、アメリカですよ」と抵抗した。ここで折れたらバカにされると思ったので、「いや、貴方は日本人と仕事をしているんですよ」とつっぱねたら、意外にも彼は大人しく従った。この話は翌日には脳波部門中に広がって、テクニシャンたちはよくやった、とわざわざ激励に来てくれた。この事件以後、私はアメリカでは自己主張の出来ない人間は尊敬されないと悟った。

それ以後は彼とは不思議に仲良くなり、仕事以外でも、「あの湖の夕方の景色は素晴らしいから家族と行ってご覧」などと普通のアメリカ人が言わないようなロマンチックな一面を見せてくれた。また、やはり飛行機への愛着は強いのか、私の息子に玩具のグライダーを飛ばせてみせてくれたりもした。

その彼も相変わらず脳波部門で働いていて、自身が週一回行くウェイン州立病院に案内してくれた。ここは以前は精神病院であったが、今はメディケイド患者を中心にしてミシガン大学関連の総合病院になっていた。以前の大学病院では珍しかった多くのアフリカ系米国人の患者で溢れていた。

またここには、ケネディ大統領の政策（ケネディの子供の一人が心身障害児であったために、その保護に力を入れていた）で百床のダウン症患者専用病棟があり、女性の理学療法士がフロアに座り込んで、一生懸命にダウン症患者の唇に指を当てながら言語療法をやっているのが印象的だった。

■全共闘運動の波紋

話は変わるが、「あの大学紛争とは、一体なんだったのか」——この疑問は紛争終結後も長く私を捉えていた。

一九六〇年安保改定反対運動に端を発して多くの大学に学生自治会が作られ、そのなかで共産党系の日本民主青年同盟（いわゆる民青）が主導権をとった。それに続いて非共産系の過激派は、中核、社青同解放派、社学同のいわゆる三派などの新左翼として、セクトごとに対抗しながら、激しい政治運動を展開していた。

しかし一般の学生達は政治問題にはかかわらず、いわゆるノンポリを決め込んでいた。彼らが全共闘（全学共同闘争委員会）の形をとって立ち上がったのは一九六六年、早稲田大学での学費値上げ反対闘争からで、産学協同路線粉砕を掲げて、百五十日間のストライキにまで発展したのを嚆矢とする。

さらに一九六七年十月には、三派は街頭闘争で初めて「ヘルメットとタオルの覆面姿」で登場した。その翌年に日本大学では、授業料問題に端を発して、大学当局の三十億円の使途不明金の発覚など経理乱脈が全学的な決起を誘発して、学生運動とは無関係だった日大生が初めて「二百メートル」のデモを行い、さらに一九六八年六月、五千人の学生が「日大全学共闘会議」を結成し、以後大衆団交、バリケード封鎖とエスカレートして、ついに体育会系学生や官憲と対峙することになった。

一方、東大闘争は一九六八年の医学部インターン制度廃止運動に端を発し、大学の対応のまずさに対して「医学部全学闘争委員会」が結成され、さらにその不当処分反対運動に発展した。その過程でさらに学生たちは不信を強くし、全学的な学生支援共闘が結成され、交渉の膠着状態を破るべく、六月十五日に安田講堂を占拠した。これに対して機動隊が導入され、これがまた大学自治を侵すものとして、全学的な反対運動に火をつけることになり、ついに東大始まって以来の各学部無期限ストに突入した。

総長団交が繰り替えされても溝は深まるばかりとなり、怒れる学生たちはバリケードによる全学封鎖。一方、加藤一郎総長代行は強行路線を堅持して、翌六九年一月十八、十九日、機動隊がついに安田講堂に強行突入、逮捕者三百人、という物理的な解決が図られ、それは即時にテレビで日本中に流された。さらに二月二十八日、数千人の機動隊によって文理学部のバリケードが撤去され、東大の全共闘運動の実質的な活動は収束した。その年、東大は入学試験も行えない状態に追い込まれた。

この一連の事件は逐一メディアに報道されて、大学紛争はさらに百以上の大学に拡大した。とくに医学部では教授を頂点とするヒエラルキーが戦前から続いていたが、無給副手問題、学位のあり方、研究のプライオリティ、講義中心の古い教育法などに対して、最下層の無給医や大学院生からの批判が高まり、実質的に教育、研究、臨床は機能停止してしまった。それに対して教授会は一時期「公開教授会」などで譲歩を示したが、転々と開催場所を移したりして、余計に不信を強めることになった。

しかし臨床の若手医師たちは理想主義的になるあまり、教授会の「自己批判」からエスカレートして「自己否定」を要求し、遂に「博士号の返上」という形式的な戦術や、当直返上など、だんだんと枝葉末節な要求にはまっていった。全共闘指導部も現状を否定するのみで、どう改革するのかという青写真を持たなかったので、徐々に行き詰まってしまった。結局、大学の混乱の政治への波及を恐れた自民党政府が、六九年八月に「大学の運営に関する臨時措置法」を立法化し、多くの大学教授会は大学改革を真正面から検討するよりも、警官導入などの物理的な介入に頼り、形式的な正常化への道を突っ走ることになった。

紛争の終息に具えて、われわれ「京大内科助手会有志」は「内科無給医会有志」と頻回の秘密会合を持ち、紛争後の内科のあるべき姿を模索していた。基本的には「教官は一人ひとりが独立した診療・研究ユニットを形成し、自主的に活動を行えるように、身分的にも財政的にも保証する」という原則の下に、新しい診療・研究・教育の形態を真剣に討論していた。なぜ秘密会合だったのか。それは全共闘の過激グループは大学を解体することが最大の目標であって、紛争後の「物取り的」発想は粉砕されねばならない、というのが彼らの公然たる見解であったからである。しかし実際にはこうした動きは大学側の一方的な事態の「正常化」の前に露と消えた。

もちろん、当時は知る由もなかったが、たとえば新潟大学脳研神経内科では椿忠雄教授以下、教室のすべてが期待していた若き俊秀、井沢清氏が大学紛争終結期に百五十頁の大部の「改革案」を完成していた。同氏は日夜を分たぬ運動のなかで、昭和四十五年十二月二十七日、急性壊死性脳炎で急死した。これは誠に残念な出来事であったが、しかしこの時期、全国の大学でいかに多数の若い人たちの時間とエネルギーが無駄に浪費されたことだろう。

学生たちの自発性によって支えられていた全共闘運動は閉じられた大衆団交で「ナンセンス」と叫ぶだけの「学生たちの空騒ぎ」で「知行一致」を欠いていたために一般大衆の支持は得られなかった。運動の前衛をなす過激派も分裂に次ぐ分裂を繰り返し、悲惨な内ゲバの結果、日本中を釘付けにした浅間山荘事件（一九七二年二月）の悲劇を最後に自滅した。ノンポリの学生たちは非日常的な「祭り」の後の白けたムードのなかで、日常的な教室へと復帰してきた。

しかしこれらの紛争を契機にして、臨床の無給副手という前近代的状況は解消され、研究のプライオリティが徐々に尊重されるようになって来たことは、一つの収穫ではあった。

京大医学部の場合は、基礎系助手・講師会が中心になって医学教育を「システム・レベル（SL）論」という形で整理して教えることを提案し、紛争後にこれはある期間実行された。

結局、インターン廃止後の新しい制度として、身分を保障して、有給で、指導体制を整備した「二年間の臨床研修医必修制度」が導入されるまで二十五年もかかったのは、医局講座制が絡んでいたためである。「白い巨塔」の頂点に登り詰めた教授たちの既得権の放棄が、いかに困難なものであったかが如実に示されている。

そもそも若者の異議申し立て運動は、一九六六年、中国での「文化大革命」における紅衛兵の登場が発端である。これに対して毛沢東が「造反有理」として煽動したために、多くの中国の進歩的知識人が糾弾の対象となり、世界中を震駭させた。それと呼応するように、学生の反乱はフランス、アメリカ、ドイツと世界中の先進国に伝播し、ついにフランスでは十年間で三倍に急膨張した大学の教育環境の悪化が契機となり、六八年五月に学生たちの抗議運動は社会の各階層を巻き込み、パリのカルチェ・ラタンの解放区が五月革命の端緒を開いた。結局学生たちは「大学行政評議会」への参加を勝ち得た。

アメリカの学生運動の場合は、一九六四年にカリフォルニア大学バークレー分校当局との間で対立が激化し、言論の自由を主張して「フリー・スピーチ運動」が始まった。それはジョンソン大統領などの旧世代が主導する「偉大なる社会」のなかの偽善（ダブル・スタンダード）を徹底的に糾弾しながら、反差別・反ベトナム戦争へと進み、十年近くも紛争がくすぶることになった。

このような広範な学生の反乱には、大学自体の膨張する「知識社会」への対応の鈍さ、メディア社会の急激な変化への認識の遅れ、大学のマスプロ化・大衆化、教育とそれを受ける若者の変質などいくつもの原因が複合しており、先進国ほどそれが先鋭化して現れたといえる。したがっていまや世界の先進国は二十一世紀を迎えて、それぞれが国情に合わせて、教育の規制緩和、IT化、ソフト化、多様化、を必死になって試みているが、わが国の高等教育がそれについていけないでいる現状は誠に憂うべきものがある。

私自身は全共闘が投げかけたものを運命と受け取ることは、自分を敗者(負け犬)とすることに外ならないことはよく判っていた。私なりに、この医学の前近代的な紛争を「教授を頂点としたヒエラルキーの知的収奪が極限に達し、下部階層の恨みつらみの積み重ねが爆発した結果」と考えた。また「教育の基本である知識の授受に、権力機構が不当に絡んでいたことが、基本的な間違いであろう」とも考えていた。それではどうすればこのような前近代的な医学部を変えることができるのか。

アメリカではいかにして教育を与える側と受ける側が、対等の立場で授受し、刺激し合うようにするか、ということが、教育の基本的問題として以前から十分に研究、留意されていたように思われる。また後述するように、イギリスでの新たな民主的な臨床―研究共同体制の試みは、この点では私にとっては目から鱗が落ちる経験を与えてくれた。

〈九月十六日(木曜日)~十八日(土曜日)――第二十五回北米脳波・臨床生理学会、ミネアポリス〉

ミネソタ州ミネアポリスで第二十五回北米脳波・臨床生理学会があることを、コォイ教授が教えてくれた。アンナーバーからミネアポリスまでグレイ・ハウンド・バスで四十八ドル、八時間。会場のミネアポリス近郊のホリディ・インでは集会のセレモニーとして、二十五回を祝って歴代の会長たちに記念のトロフィーを贈呈することになっていた。初代からの歴代会長が次々にコールされ、壇上でウィットに富んだスピーチをするので、楽しみながらアメリカの脳波学会の歴史を知ることが出来た。ミシガン大学のバッチー名誉教授やコォイ教授も呼ばれた。日本では有名なフレデリック・ギブス教授は三代目で、当然コールされたが欠席。これは彼が「脳波の判読には単極誘導だけで十分だ」と主張したり、特殊な脳波波形に勝手に機能的名称を付けるなど、独断的なために学会からシャットアウトされているせいらしかった。

この会に出席した目的の一つはボストンで訪ねることになっているロバート・シュワッブ教授に会うことだった。シュワッブ教授とは以前に第一回アジア・太平洋神経学会（東京）で私の仕事を評価してくれたときから機会があれば会いたいと考えていた。彼は会うなり「ボストンでは私のフィアンセを紹介するよ。私の家に泊まるようにしたまえ」というフランクな調子の人物だった。

幸い以前にミシガン大学で一緒だったフランク・シャーブロー君にも会えたので、「翌週にはメイヨーを訪ねるから、よろしく」と伝えた。また九州大学からミネソタ大学のベイカー教授の所に来ておられた柴崎浩先生や以前からの顔見知りのメイヨーのハンス・リューダース先生にも会えた。数年前にアメリカで、誘発電位の仕事を発表をしていたこともあって、顔見知りも多く学会を楽しめた。

4 臨床医学のメッカ、メイヨー・クリニックにて

〈九月十九日（日曜日）～九月三十日（木曜日）――メイヨー・クリニック、ロチェスター〉

■メイヨー入門

メイヨー・クリニックの発展の歴史は、まさにアメリカの臨床医学の発展の歴史でもある。その建国の歴史が示すように、米国医療はヨーロッパ医学の色濃い東部から出発して、西へ西へと開拓民の移動につれて、西海岸に及んだ。そのなかで中東部、西の端の小さな田舎町に落ち着いた、父ウィリアム・ウォーラー・メイヨーから、二人の息子、メイヨー兄弟（ウィルとチャーリ）へと引き継がれ、この二人の全く正反対の優れた資質と、努力の集積が、ここにアメリカならではの成功物語を生んだのである。

この三人の特質を何と表現すれば良いのだろう。ロチェスターのメイヨー公園には父メイヨーの銅像がある。その台座には、「開拓者、医師、市民――希望と先見の人」と刻まれている。この火の玉のような活動家の父から、まるで日常の農場での仕事をしつけられるように、開拓民の日常的な医療ケアを、「困っている人への奉仕こそが医療の原点である」として徹底的に叩き込まれた外科医の二兄弟が誕生したわけである。こうしてメイヨー兄弟はそれぞれの資質を最大限に生かし終世協力して、次々と優れた同僚の助けを借りて、絶えず前向きに研究し、自分たちが獲得した最新の医療を提供し、地域医療に貢献していくうちに、いつの間にか世界中の何処にもない、ユニークな診療形態を

創り出したのである（下図右の、トップにベル塔のあるのがプラマービル、道路を隔《へだ》てて左側がメイヨー・ビルと呼ばれる外来専用棟。道のつき当りがセント・マリー病院）。

一九〇〇年代には彼らから参加を求められたヘンリー・プラマーは天才的な医療管理能力を発揮し現代の病歴管理システムと中央検査室の基礎を確立した。その一方ではメイヨー兄弟の創り出した膨大な外科的領域の業績を、内科領域へと拡大することに成功した。

彼らは当時のアメリカ医療の常識を超えるような症例数と、創意工夫に満ちた外科手術法や検査手技を開発して、東部のエスタブリッシュメントの度肝を抜いた（この発展の歴史はヘレン・クレイプサトル著、加地正郎・菅正明訳『メイヨーの医師たち』〈*The Doctors Mayo*〉に詳しい）。

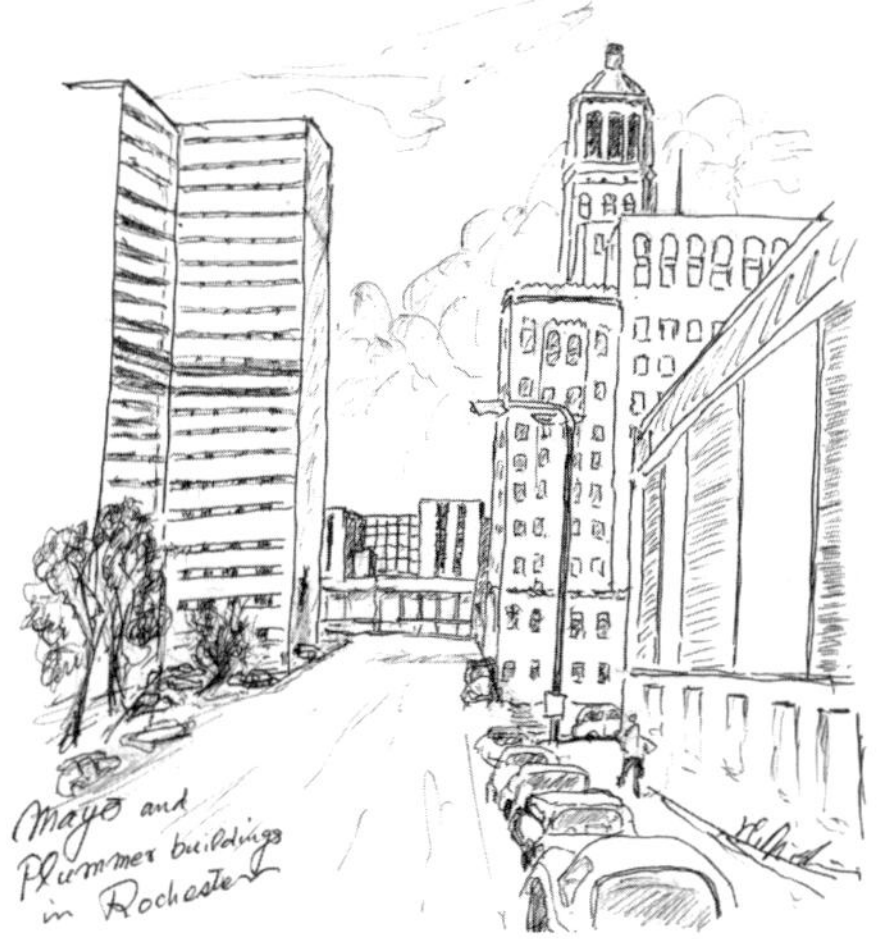

この世界的に高名なメイヨー・クリニックを訪ねてみたい、というのは日本の医学研究者ないしは臨床医のすべての願望だろう。とくに神経学のメッカとみなされていたから、ここでどれくらいの期

間、滞在出来るかは、今度の旅行における私の最大の関心事であり、不安を伴うが、ワクワクする楽しみだった。

幸い、ミシガン大学のデ・ヤング教授がメイヨーのマルダー教授とはレジデント時代からの友人ということで懇切な紹介状を頂戴していた。その上、かつてのミシガン大学時代の友人、フランク・シャーブロー君がメイヨーの脳波部門で副部長として働いており、彼からドナルド・クラス部長を紹介されて、オスラー・ビルディングの一階奥の角の一部屋をオフィスに使うように計らってもらったので、私は初めの一週間滞在の予定を変更して、十日余りをメイヨー・クリニック訪問に使うことが出来た。

こうした場合、日本政府から派遣されて来たという立場は、アメリカ人には極めて有効なカードであった。当然向こうにも何の負担もかけないで済むのは気が楽だった。

その間にフランク君を介して筋電図部門のジャスパー・ダウベ博士に、太田典也先生を介して彼のボスのピーター・ディック先生や病理の岡崎春雄先生を紹介していただいた。お陰でメディカル・サイエンス・ビルの「神経筋疾患部門」に自由に出入りして、ＥＭＧセミナーや「筋病理カンファレンス」にも参加出来た。また毎週メソディスト病院の早朝の神経カンファレンスに出席したり、セント・マリー病院でのハワード博士の神経内科患者の回診についたりして、だんだんとメイヨー・クリニックの全容を理解するとともに、アメリカ風の開放的な情報システムを理解して「メイヨー・ライフ」を満喫出来た。

日曜日にはマルダー教授の薦めに従って「メイヨーウッド」とよばれる、ロチェスター郊外の高台に立つ、四十室という広大な弟・メイヨー氏の私邸を見学出来た。ここから錦の紅葉に鏤《ちりば》められた中西部の原野を見下ろす雄大な景色を、旅の一時、心ゆくまで楽しんだ。この滞在中に私が経験したメイヨーのこぼれ話を二、三ご披露しよう。

■メイヨーのネクタイ

メイヨーのモットーが“First for the patient, who needs care”であることは有名である。私は今度ミシガン大学付属病院を訪れて、デ・ヤング教授に再会してまず驚いたのは、すでに七十歳近い教授のネクタイが幅広で、色も黄色やブルーでケバケバしく派手なことだった。これは彼が大学紛争後の若いドクターたちと対等の立場で教育するために必要なのだと私は理解した。

ところがメイヨーに来て、再び驚いたのは、メイヨーのスタッフのネクタイが揃いも揃って幅が狭く地味なことだった。シャーブロー君の家に招かれたときに、話題が彼の恩師でもあるデ・ヤング先生に及んだ際、メイヨーではどうしてネクタイの幅が変わらないのか聞いたところ、「いや、疑問はよく判る。実はメイヨーでは、年に一度ぐらい訪れる患者に対して、以前のイメージを変えないために、すべてのスタッフが気を使っているんだよ」と聞かされて、その患者本意の徹底ぶりに驚いた。日本でいえば天理教で生きている天理市にあるよろづ相談所天理病院だなと、何となく納得した。

しかしこの土地で長く生活するのは窮屈かもしれないと、いささか不埒なことも考えてみた。

■ホテルのエレベーターにて

メイヨー・クリニックの中核は、高度な医療形態を有機的に建築に結び付けたプラマー・ビルディングと、それと対置した「外来部門」である。外来専用のメイヨー・ビルディングの特徴的な十字のウイングからなる高層ビルは、整形外科、消化器科、循環器科などが各フロアを占める。その中央エレベーター前の小さな机の前に看護婦長が一人で立って、エレベーターからどっと出てくる予約患者をテキパキとさばく。そこへ担当ドクターが次々に現れては、カルテを小脇に患者を廊下の両側の小さな診察室へと案内する。そこでの作業は完全に「医師対患者」だけのやり取りとなる。得られた情報はセクレタリーにより整理されて患者の主治医へ手紙で返送される。極めて効率良くかつ患者本意に組織されている。

東洋や南米からの患者は、クリニックの近くで、冬に備えて地下通路が通っているカーラー・ホテルや少し離れたホリディ・インに泊って通院することになる。入院治療にはキャンパスから数ブロック西のセント・マリー病院か、二キロぐらい離れた、より教育的なプログラムを持つメソジスト病院に送られる。

同じホテルに十日も泊っていると、朝夕、同じ患者に出会うことになる。エレベーターでいつも出会う車椅子のおじいさんと顔見知りになった。

「何処から？」と聞くので、「日本から」。「何日ここにいるのか」というから「十日ぐらい」と答えたら、「かわいそうに。よっぽど厄介な病気なんだな」と同情された。

たしかにメイヨー・クリニックには世界中から患者が集まっていたが、特に南米の患者が多くて、スペイン語専門の通訳まで雇われている。これはメイヨーらが一九二〇年にラテンアメリカ各地を講演旅行して、その成果を学会で発表して以来、多くの患者がこれらの地域から紹介されるようになったことが大きいという。

■臨床研究費の激減

ちょうどこの時期に、おそらくアメリカの臨床研究の流れは、一つの節目を迎えていた。太田先生はメイヨー・クリニックでの研究の三年目を迎えようとしておられたが、この時期に急に日本人研究者が減ったことを、「去年まで日本人研究者だけで野球が二チーム編成で楽しめたが、いまは半減しました」と表現しておられた。

メイヨーのように代表的な臨床研究のセンターでは、民間だけでなく政府（NIH）からの研究費も多額に流れていたのが、一九七〇年に急に政府（または軍事）関連の研究費が削減されたことによると推測される。それが年単位で雇用されることの多い日本人研究者の激減として現れたのだろう。

その後、ニューヨークのマイモナイズ病院のナンバ・テツジ先生の研究室を拝見したときに、いろいろな臨床や基礎の研究機材は整っているのだが、研究者が一人もおらず、先生もここ暫くの臨床研究の急激な削減のあおりを食らった、と認めておられた。

その頃から研究の評価システムが開発されて、政府の支出する「臨床研究」の有効性について、大規模な見直しがあったのが、このドラスティックな変動を来した原因だろう。

一方、メイヨー・クリニックはそれまで関連大学を持たないことが特徴だったが、この時期にミネソタ大学に医学部を設置し、それを全面的にバックアップする方針を決定していた。それまでにメイヨーはメイヨー財団の豊富な財力によりミネソタ大学以外にも世界中からフェローが集まり、一定の協力関係があるにも関わらず、「どうしていまさら、問題の多いアンダーグラデュエイトを持つ必要があるのか。メイヨーが特定の大学の医学部に積極的に関与する理由は何か」をマルダー教授に尋ねてみた。教授は過去の財団と大学の複雑な関係は百もご承知だったと思われるが、それには触れずに、優秀なレジデントの確保とともに、公的、私的な多額の研究費の獲得をメリットに挙げておられたのが印象的だった。

■メイヨーの医療情報とその将来像

メイヨーにはその名声を慕って世界各地の診断や治療の困難な患者たちが集まる。またその診療システムや研究に対して、世界中から研究者や見学者が後を絶たない。たしかにこの医療センターには患者にまつわる長期の医療情報がよく整理され保存されている（これは一九〇七年にヘンリー・プランマー博士により導入された）。

メイヨーでは「チーム・ワーク」が重要視され、神経筋カンファレンスでも一人の患者を、臨床はもとより、生理、病理、生化学等の多くの専門医が関わるのが特徴である。ここで興味のある症例を見ることが出来た。この若い男性例は「数年前から徐々に進行する一側上肢遠位筋優位の筋萎縮のある患者」で、西海岸から紹介されてきた。知覚異常はみられず、針筋電図で明らかな除神経パターンが証明され、「非定型な神経原性筋萎縮」「ALSの亜型？」と診断が付けられた。私は患者が日系二世でもあったことから、これは日本では「平山型」の「一側優位脊髄性筋萎縮」と診断されていることをディスカスしたが、彼らはあまり信用しなかったようである。

太田先生によると、メイヨーで働くなら、レジデントや臨時雇いの研究者ではなくて、パーマネント・スタッフだ、という。確かにいったんスタッフに任命されると、初めて一人前と認められ、給与、待遇、すべてが快適だ、という。同じ医療関係者といえども地位によりそれぞれのポストによって、医療情報のアクセスのレベルも決められているようであった。

しかしウィル・メイヨー（兄）は若い医師の教育システムには特別に気を使って、インターン、アシスタントなどの用語をさけて「メイヨー・クリニックのフェロー」という用語を用いることを決めたのである。

メイヨー・クリニックは以前からマッカーランド教授らを中心として、臨床疫学の分野でも隣接した地域集団（コホート）を対象にして長期追跡調査のためのフィールド・ワークを継続しており、その点では一九七〇年代後半から勃興してきた「臨床疫学」や若い医師たちのプライマリー・ケアへの対応にも手を打っていた。

最近の情報によると、メイヨー・クリニックはさらに外部情報との有機的なリンクが患者の医療に利益があるとの認識から、ＩＢＭや米国国立癌研究所との共同作業によりに大規模な“Information-Based Medicine”のネットワークを立ち上げたことを報じている。

ウィル・メイヨーは「自分たちの問題は、その世代の人間が自ら解決すべきである。将来の問題をも解決出来ると信じている老人の知恵はかえって有害である」として六十七歳で自らの意思で手術から遠ざかった。この兄は、弟の死後僅か二ヵ月、一九三九年七月二十八日に胃がんの病後経過のなかで、眠るがごとくこの世を去った。しかしそれまでに彼らはメイヨーがファミリーの独占に終わらないように万全の手を打っており、第二次大戦の後もメイヨー神話は生き続けている。

メイヨー・クリニックは世界的に見てもユニークな組織であるが、その時代時代に対応して変化を重ねており、年々進化していることは明らかである。

■単一筋繊維筋電図

ダウベ先生とのディスカッションのなかで、最近北欧で開発された「単一筋繊維の活動を測定する方法」が、重症筋無力症の補助診断となりそうだ、という話を耳にした。日本では全く考えていなかったアプローチだったが、私はこの方法は患者を対象にして、神経筋接合部の状態を調べるのには画期的な方法になりそうだと直感した。

帰国後に早速、グループの吉川先生に詳しい文献を調べてもらった。頻発刺激による誘発筋電図

（ハーベイ・マスランド法）は確かに筋群全体の疲労現象を見るのには簡便な良い方法だが、さらに神経筋接合部の細部の伝導機序にはほとんど迫ることが出来ないことは明らかであった。

スウェーデンのストールベルグ教授一派は普通の筋電図用の針に則窓を作り、そこに複数の電極を植え込むことにより、同じ神経に支配されている個々の筋繊維の間に、興奮の開始の時間にズレがあり、それを比較検討すると、筋無力症では一本の神経繊維から個々の筋繊維への伝導時間の揺れ（ジッター）が健常者よりも異常に大きかったり、伝導がブロックされることを報告していた。

吉川君は独特の粘りで、とうとう日本で最初の専用針の開発に成功した。試作品は随分直径が太くて患者への負担も大変だったが、われわれは患者の信頼を得ていたので協力を得て、何とかそれを用いてジッター現象と呼ばれる筋無力症に特異的な異常所見を捕まえることに成功した。さらに彼はそれを用いて種々の疾患の単一筋繊維の伝導速度をも測定することに成功した。

少し遅れてわが国でもスウェーデンのメデレック社の既製品が簡単に入手できるようになり、この手技はわが国でも普及してきた。さらにわれわれのグループの小西哲郎君（現宇多野病院副院長）はジッターの値は抗アセチールコリン受容体抗体価よりも密接に筋無力症の重症度と相関することを多数例について明らかにし、われわれはこの領域での日本での先駆けとなる仕事に成功した（これにはさらに第二章二項に後日譚がある）。

5 東海岸の臨床巡礼

〈十月二日（土曜日）～十月十三日（水曜日）――ボストン、ニューヨーク、東海岸〉

当時の世界の神経学の状況を振り返ると、病理解剖の時代から生化学、免疫学の時代へと移行しつつあった。とくにそれまで変性疾患の代表的なものと考えられていたパーキンソン病の成因が中脳黒質のドーパミン産生神経細胞の欠落に密接であることが明らかになり、その前駆物質を補充してやることにより、進行性の変性疾患と考えられていたパーキンソン症状が著明に改善することが明らかになり、神経伝達物質の探求が多くの変性神経疾患に対する大きなブレーク・スルーとなりうることが示された。一方では重症筋無力症の成因に胸腺の関与が示唆され、免疫学の基礎的進歩と相俟って、ここにも全く新たな自己免疫説が仮説として提示されだしていた。

CT、MRIの開発はそれからやや遅れてはいるが、それらの他分野の基礎科学の急速な発展は、記述の学問から脱却した神経学の、新時代の幕開けを告げていた。

■ボストン

ボストンでは広谷速人先生（京大昭二十八年卒、のち島根医大教授）が一年前からボストン小児病院（ハーバード大学）の整形外科へリサーチ・フェローとして出張されており、大変お世話になった。私とは三高の同期であり、京大では一緒にミオパチー研究会を運営したりして、親しかった。

十月二、三日と先生のお宅に泊めて頂き、日曜日には広谷先生ご一家のご案内でメイ・フラワー号が最初にアメリカに到達した地として有名なセーラムの町を見物し、ニューイングランドの絢爛たる紅葉を満喫できた。

四日の夜は、シュワッブ教授がフィアンセのジーンさんと広谷先生を招かれて、一緒に夕食をご馳走になり、私はそのままお宅に泊めて頂いた。私は米国で神経専門医がどんな外来診察をしているのか興味があり、アテンドしたいと手紙で書いておいた。

彼のマンションに隣接したウォレン・ビル（MGHの一部）のクリニックで、先生の診察を拝見した。彼はパーキンソン病の疲労現象に興味を持っていて、握力の疲労を外来で簡単に計測できる機械を開発して、利用されているのが面白かった。またパーキンソン病の震戦に対してトレモグラフィーの初歩的な装置を開発しており、日本人がやったらもっとうまく作れるよ、と話していた。

彼はパーキンソン病のエルードーパ療法に先立って、アマンタジン（シンメトレル）の有効性を発見した人であり、私もこの薬を日本ではいち早く経験していたので、その作用機序についても意見を聞くことが出来た。この薬の発見のきっかけは、外来のお年寄りに抗インフルエンザ薬として投与したところ、パーキンソン症状にも効くことを患者が彼に告げたのが始まりであった。そのあたりに彼の臨床家としての真骨頂があるように思えたが、そんな大先生の診察という風でもなく、患者さんとも「今度僕はセクレタリーのジーンと結婚するよ。彼女とは犬とセイリングの趣味を共有してるんだ」。患者「アラ、そんなお若い方と？　それはおめでとうございます」という調子であった。

ところで、私はメイヨーからいったんアナーバーに帰ったときに、シュワッブ教授が再婚する、とデ・ヤング先生に話したら、「彼は最近心筋梗塞をやったところだから、再婚など考えられない」と目を丸くしておられた。ジーンさんは四十歳代後半、彼は七十歳ぐらいだから、いかにアメリカ人でもこの話には驚くのは当然だろう。このカップルは十月十五日から英国でのシンメトレル・シンポジウムに招かれているのをハネムーン旅行にして、大西洋を手をたずさえて渡って行ったが、数ヵ月後に先生が亡くなったことを知らされた。ほんの短いお付き合いだったが、人間的には強烈な印象と、懐かしい思い出を与えてくださった先生だった。

■ニューヨーク

ボストンには、もう数日泊まる予定であったが、次の訪問のアポが迫っていたので、十月五日（火曜日）にはニューヨークへ飛んだ。コロンビア大学寄宿舎へ寄宿する心算だったが、到着してみると、何かの手違いで予約されていなかった。ニューヨークには親しい知人もおらず、立ち往生した。困ったときには連絡しなさいと、家内の姉が教えてくれていた緒方さん（NHKの解説委員の緒方氏の弟さんで、ニューヨークには詳しい商社マンだった）に電話で窮状を話したら、即座にダウンタウンのセイモアー・ホテルをご紹介頂いて、ホッとした。

あらかじめ京大の三好巧峰先生（昭三十五年卒、のちに兵庫医大を経て京大教授）が働いておられたコロンビア大学のパーキンソン病センターのメルビン・ヤール教授にご紹介いただいていたので、六日の午前中に彼のオフィスを訪ねた。彼はなかなか親切なボスで、三好先生が大学紛争後の京大でうまくやっているかどうか、心配しておられ、無事を告げると喜んでおられた。早速彼のラウンドにつかせてもらった。彼は四、五人のレジデントと共に、病棟にあふれているパーキンソン病患者に対して、いくつかの新薬を試みておられた。しかしその臨床的評価法についてはまだ手探りの段階だった。午後にはギュボアサン先生がパーキンソン専門外来をやっておられるということで、アテンドして、診察を見せていただいた。

一九七〇年代というのは、世界の神経学界にとっては、大きなパラダイムシフトの時代であった。パーキンソン病の治療が画期的に飛躍した時代であるが、同時に重症筋無力症の研究の進歩も著しい時期であった。一九七四年に重症筋無力症の患者血清中に抗アセチール・コリン受容体抗体が発見されるまでは、この病気が「自己免疫病」であろうとは誰も考えていなかった時代である（正確にはイギリスのシンプソンはそういう仮説は出していたが）。

ニューヨーク、マウント・サイナイ病院のカーミット・オッサーマン先生は以前から重症筋無力症の多数例を基礎にした著書で有名であったが、最近ACTH大量療法を提唱して、実際に驚くべき高い治療成績を報告されている。今回は彼に直接会ってみて、私の経験とも付き合わせてみたかった。またその治療法の副作用はどうなのか、などいくつもの疑問もあった。

彼は一千床近いこの大病院の臨床教授であり、その上に彼は自説を強く主張してあまり他人の言うことは聞かないタイプの人だった。詳しく聞こうとすると、細かなことは病院のICUに委ねていて、よく判らない、と言い出す始末であった。しかしともかくこの病院では呼吸管理さえ十分であれば、クリーゼ期（急性増悪期）を含めて"Dry turky"（呼吸管理以外は何もしない）で何ら危険はない、と頑固に主張した。私はこのディスカッションでは納得できなかった。

しかし、その後日本に帰ってきてから、何例かの患者に実際に遭遇してみて、たしかに「呼吸管理さえ十分であればクリーゼによる死亡の危険は少ない」ことが判った。つまり重症筋無力症のクリーゼは日本では、死亡率二〇～二五%という数字が独り歩きして恐れられてきたが、カニューレの気管内挿入によって確実に気道を確保しておきさえすれば、数日間のクリーゼは凌げる。実は慌てて抗コリン・エステラーゼ剤を投与することで、かえってその副作用のみが増強した状態（コリナージックな状態）を作り出していた可能性があることを知った。言われてみればその通りなのだが、現場でディスカスすることを経て初めて体得される性質の、貴重な体験であった。

ＡＣＴＨ療法そのものは、効果が一過性であり、リスクも大きいことから、現在ではステロイド大量療法にとって代わられたが、一時期を画した治療法であったことは確かだ。

このニューヨークでも有数のユダヤ系の総合病院は大規模な改造中であった。多くのレジデントのなかに日本人女性を発見した。早速声を掛けると東京から来た桃井真理子、と自己紹介された。私が「オッサーマンに会いにきた」というとなぜあの先生に？　という表情をされていた。

たしかにこの病院には神経眼科学のベンダー教授など、神経学でももっと習うべき先生方がおられたはずだ。その後、日本で桃井先生にお会いしたときのことを話しても、ご記憶になかったようなので、おそらく京都からわざわざやってきてオッサーマンだけに会って帰っていった男など、毎日の多忙なレジデント生活を送っておられた先生の記憶には残らなかったのだろう。

ニューヨークのブルックリンのマイモナイズ病院のナンバ・テツジ先生を訪問して、そのラボを拝見した。先生は昭和三十年代に岡山大学の内科講師をしておられ、その当時、中国・四国内科地方会で「農薬中毒の臨床」の特別講演をされた。私は偶然にも、高松日赤病院に赴任しており、その講演を拝聴したことがある。先生はその当時からの「農薬‐抗コリン薬」の仕事がきっかけで渡米され、米国筋無力症協会の大ボス、デービッド・グロッブ教授の共同研究者として認められて、そのまま同病院の神経内科部長として仕事されるようになったらしい。日本には住みにくいタイプの合理主義者であり、その数多くの論文は、一編一編が先生の優れた語学力に裏打ちされた完璧な引用により、総説としても見事に完成されている。

私はこれまでのメイヨーでの観察と東海岸での臨床巡礼の結論として、患者にサービスし、患者に学ぶ気持ちさえあれば、必ずしも大きな組織や最先端の機器はなくとも、神経学の現代的な問題は十分に発掘できると考えるようになった。

■ニューヨークでのフリー・タイム

一人で長期間、次々と初めての土地を移動していると、最も悩まされるのが、週末をどう過ごすかということだった。おそらく日本の教授の外遊ということであれば、お弟子さんがいろいろと配慮してくれるのだろうが、名もない一助手で、一方、公用旅券の手前、変なことになっては困るとなると、週末は本当に侘びしいものである。

ヨーロッパに行ってからは見物するものもたくさんあり、こちらも旅に慣れて小旅行を試みたり、観光バスを予約したり、だんだんに工夫するようになったが、アメリカではそんなに手頃な独身者の暇つぶしはない。とくにニューヨークではほぼ一週間の毎夜の過ごし方には苦労した。

映画館がたくさん並んでいる通りにぶつかったので、暇つぶしにポルノ映画でも、と思って看板も見ないでチケットを買おうとしたら、切符売りのおじさんが小窓の奥から「一つストリートを間違えているよ」というので看板を見直すと、たしかにホモの映画館ばかり、ポルノはもう一筋アップだった。しかしよく考えてみるとこの親切なおじさんには、どうして私にそっちの気がないことが判ったのだろう。察するにホモが独りで観ることはないのだろう。

この頃からエイズの流行までの時期は、アメリカでは凄まじい性革命、フリーセックスが進んでいたよう

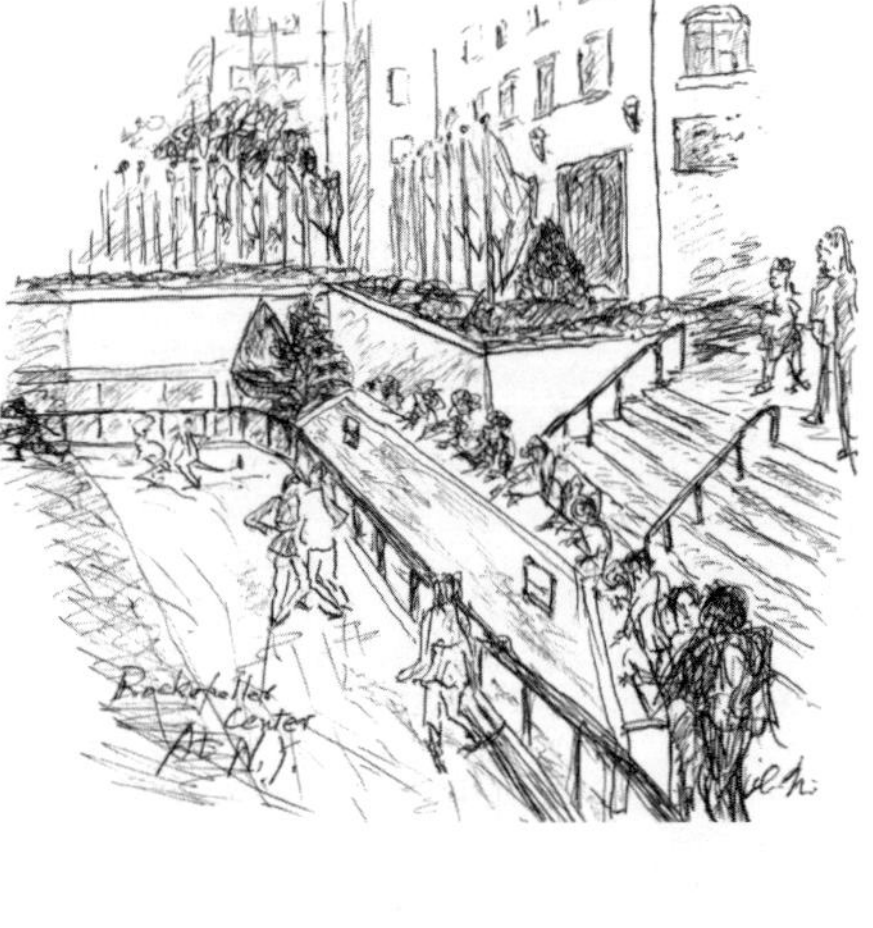

で、プレイ・ボーイ誌のような大手の雑誌でもヘアーは全面解禁だった。ようやくブロードウェイで『オー・カルカッタ』というミュージカルのロングランをやっているのを見つけて飛び込んだ。数人の男優が前向きに全裸で動き回るというのが評判だったそうだが、すべてがあまりにもストレートで私はあっけにとられた。私のすぐ後ろの席の、テキサスから来た二人連れの女性たちは大喜びだった。

結局、ダウンタウンの日本料理屋で、すしを食べて、酒を飲むのが一番安上がりな時間の過ごし方、ということが判った。当時は日本料理のブームが始まりかけで、太平洋のど真ん中でとれる魚だから大味ではあるが、値段は手ごろであった。毎夜行っていたら、中国系の客家（Hakka）風の若者と知り合い、「おれの兄弟にしてやろう」といわれたが、願い下げることにした。

6 不況下の大英帝国

〈十月十四日（木曜日）～十一月十三日（土曜日）――イングランド〉

前夜、新大陸に空から別れを告げた。早朝、ロンドンのヒースロー空港に着き、寝ぼけ眼で空港の長い廊下を歩いて、イミグレーション・オフィスを通過した。ロンドンには翌週に再び来ることになっていたので、とりあえずはこれから三週間勉強することになっていたニュー・カッスルへ直行することにした。ここで慌てたのは、ひと昔前の東京で関西行きか東北行きかで東京駅と上野駅と分れていたように、ロンドンでは行く先々によっていくつものターミナルがあるのだ。ヴィクトリア駅が間違いと判ってキングス・クロス駅まで、ロンドン名物の黒塗り箱型のタクシーの運転手にぼやかれながらも、やっと間に合った。まずは旧大陸の複雑さにひと泡食った思いだった。

汽車はインターシティー・エクスプレスで約五時間、イングランドの牧草地帯を北へ向かった。日本の新幹線よりもゆっくりと走り、その分景色を愉しめ、ときどき放牧された牛が近付いて来たりしていた。向かい合って座った初老の紳士は、偶然にもインドに住んでいたことがある、ということで話が弾んだ。英国人は世界中に植民地があったから、当然アジアを知る人は多いのだろう。しかし彼らは必ず年に一度は、一ヵ月の帰国休暇を取れるようになっており、その辺にも英国の植民地経営の秘密があるようだ。汽車のなかでバッタリ日本人に会ったと思って話しかけたら、中国人だった。この人はニューカッスルの大きな中華料理店の主人であり、その後私は何回もお世話になった。

英国に行くことを決めた段階で、私は里吉営二郎先生に相談に行った。里吉先生は当時、東邦大学大森分院の教授で、イギリスならロンドンよりもニューカッスルのジョン・ウォルトン教授のところが良いと勧められ、即座に推薦状を書いてくださった。ウォルトン先生は神経筋疾患を勉強する医者なら必読の *"Disorders of Voluntary Muscle"* の編者であり、当然ニューカッスル大学には共同執筆者も多い。

■ニューカッスル・アポンタインの時間

ニューカッスル・アポンタインはイングランド東北部随一の工業都市であるが、一九七〇年代の前半には、本当に活気がなかった。ニューカッスル駅で下りたとき、突然何世紀も前のイギリスに迷い込んだのかと錯覚するくらい（私はその時代を知っている訳ではないが、それくらい）、古ぼけた町並みが目に飛び込んで来た。黄色の二階建てのバスが坂を上ったところで見える大きな建物といったら、十四世紀のセント・ニコラス大聖堂の尖塔だけであった。

地図を頼りに辿り着いたペンションは、ウォルトン先生の秘書がとってくれたもので、ニューカッスル総合病院のすぐ裏手にあった。外観は周りのアパート群と変わらぬ煉瓦造りの二階建てで、二階の各個室は二坪くらいで、ベッドと洗面器付き、窓のない殺風景な部屋であった。トイレ、シャワーは共用で、食堂は半地下にあった。テレビはその隣の部屋に一つだけあり、夕食後にニュースと教育番組が一定時間流されるだけである。

夕食までに時間があったので、病院の構内に入ってみたり、周囲をブラブラしてみた。絶えず救急車が警笛を鳴らして患者を病院に運んでいる。裏地が深紅で表が黒のマントを羽織り、さっそうとした勤務交代の白衣の看護婦。通りには同じ形の煉瓦造り二階建てのアパートがずらっと立ち並んでいる。ドアや窓の白枠にペンキを自分で塗り直している人が目に付いた。裏庭には必ず小さな庭園があり、赤いバラが咲き乱れている。よく目に付くのが小さなケーキ屋さんで、二、三個のスウィートを大切に買っていく、杖をついたおばあさんや老夫婦をしばしば見受けた。

夕食の合図のベルで食堂へ下りてみると、十人ぐらいのテーブルが用意されていた。宿の主人がすべてサーブしてくれ、日本から来たということでわざわざ紹介されたが、大部分の客はこのペンションの常客らしく、会社員風の人が多かった。挨拶ついでに、「今週末は、日本から父がロンドンまで来るので会いに行く予定だ」と話すと、宿の亭主が「お父さんは何日くらいロンドンにいるのか」と聞くので、「数日だ」というと「それはアメリカ人風だね」と大笑い。

夕食はスープ以外には三皿ぐらいだが、イギリスの食事というと、本当にうまいというものはないな、と感心する呈のものだが、最後にいろいろな種類のチーズが大きな皿にサーブされ、それらを試みるのが楽しみになった。

困ったのは「明日の朝食の卵は何分間茹でようか」と聞かれたことだ。私はいい加減に「五分」と答えた。それから毎朝、「貴方は五分だったね」と、固い茹で卵を食わされたが、いまさら半熟にしてくれとも言えなかった。

■イギリスにおける新しい臨床研究の流れ

ニューカッスル総合病院へは、到着翌日、まずウォルトン教授に挨拶に行った。ちょうど朝のティーの時間になり、スタッフに紹介され、シニア・スタッフのW・G・ブラッドレー先生に細かな指示を受けるようにとのことであった。彼は大変スマートな紳士で、毎日のスケジュールを一覧表に纏めたものを手渡してくれた。見るとほとんど毎日、臨床カンファレンス、スタッフ・レクチャー、病理カンファレンスなどでぎっしりと埋まっていた。その間に、私の希望として、脳波リーディング（オッセルトン氏）、遺伝相談（ガードナー・メドウィン先生）にも紹介していただいたので、それからの約三週間は結構忙しかった。

ここはニューカッスル大学関連の約三百床の総合病院であるが、神経研究所だけが廊下続きの付設の二階建ての別館になっていた。病理、生化学、電気生理などの研究室からなり、それぞれに数人の研究員が所属している。これらの所員たちは、資格的には日本でいう検査技師なのだが、新しく来た一～二年の短期滞在研究の医師たちのためにそれまでに蓄積された実験データを提供したり、共同研究をする、という多面的な活動が奨励されている。イギリスはアマチュア生物研究者が多いことで有名だが、これらの研究員はまさにそういうタイプの人びとで、それぞれが自分の研究を悠々と楽しみながら、仕事の生きがいを見出していることが印象的だった。

この研究システムはウォルトン教授が七年目の休暇を利用して、MGH（ハーバード大学）でレイモンド・アダムス教授のもとで研究する機会を得て、いわば民主的な研究生活を経験して帰国後に独自のアイディアで創られたものである。ウォルトン先生は研究における洞察力、立て板に水のような雄弁、組織能力、そのすべての点で素晴らしい英国を代表する指導者であった。その後イギリス女王から「ロード」の称号を与えられているが、やはり先生のいろいろな輝かしい功績のなかでも、このような英国の医学研究のシステムに新しい方向性を確立したことはその理由の一つではなかろうかと、私は考えている。

この印象はその後、ロンドンでクィーン・スクェアー病院の神経内科にギリアット教授を訪ね、その格式張った臨床カンファレンスに参加し、さらに同病院のウィルソン先生の電気生理部門を拝見して確認できたのだが、こちらはいわば古いシステムで、閉鎖的で、上下関係が厳しく、医師の独占的な雰囲気が強烈であった。

ちょうどその頃、京都の国立療養所宇多野病院に筋ジストロフィーの患者のための新たな四十床の「筋萎縮病棟」が新設されたのを、私は京大の「ミオパチー研究会」としてバックアップしていたので、早速、同病院長の城鐵男先生に「このような特化された臨床の場に、それと直結し、多くの研究者、職員に開かれた研究所を併設されること」が理想的だと思うという趣旨の手紙を送った。

その頃、筋ジストロフィーの多くの病型に遺伝の強い関与はすでに推測されていたが、いまだに原因遺伝子は不明の時代であった。臨床検査手技は発達してきたが、筋電図、筋生検、血清酵素測定などのデータだけからは、原因についての研究に限界があり、神経原説と筋原説が拮抗していた。ウォルトン教授の研究室では、筋ジストロフィーの神経因子の関与に力を入れていた。

その線に沿ってカナダのA・J・マッコウマス先生がここの電気生理部門で筋ジストロフィー患者の運動繊維の神経支配の障害を検討していた。マッコウマス先生は仕事を終えたところであったが、彼の仕事の一部は極めて微妙な実験条件であり、再現性が少なく、今から考えると何を見ていたのか、よく判らない部分もあった。

また当時、われわれの研究室で、久野貞子先生がヒト・リンパ球のT、B細胞表面の荷電状態が感作の程度によって変動することを細胞電気泳動速度の測定装置を用いて研究を始めていた。海外ではごく一部の研究者しか行っておらず、その一人、ヒューズという人がニューカッスル大学にいるはずだった。しかしわれわれの追試では、彼の言うようなデータは出てこず、彼に会えばわかると思っていたが、ヒューズはその頃すでに大学にはおらず、何か特殊な政治運動に没頭していたようであった。ウォルトン教授は彼のことは全く評価しておらず、とうとう連絡は取れなかった（こういうことは、間々あることなので、それほどガッカリはしなかったが、ある意味ではこの方向の研究に深入りしなくてよかったと思った）。

■百年前からの日英交流

その当時、日本でニューカッスルへ行くと言っても誰もどこにあるのかも知らなかったが、実はこの土地は古くから日本と面白い関わりがあった。

それは一八七一（明治四）年、ちょうど百年前に、岩倉具視卿らの明治政府派遣の視察団が海外派遣されていた。百人を超える大編成で、一年十ヵ月かけて十一ヵ国を歴訪した。彼らは横浜港からアメリカ丸という外輪式の水蒸気船で、まずサンフランシスコへ渡り、鉄道で大陸横断をし、ワシントンに滞在して、ここでグラント将軍、つまり当時の大統領に会い通商条約改正交渉を試みたが失敗した。さらにボストンから大西洋を渡ってイギリスに向かい、一八七二年九月十九日（旧暦）にはエディンバラなどを視察して、翌日から二日間ニューカッスル（『米欧回覧実記』には「新城府」と当て字され、「ニューカッスル」とルビが付されている）に滞在し、当時のイギリス海軍の要であり、日本にとっては垂涎の的であったアームストロング砲の大工場や個人の所有になる天文台などを見学して、詳細な記録を残している。

この使節団には木戸孝允、大久保利通、伊藤博文など明治政府の中枢をなす要人が多数参加しており、サムライがちょん髷を切って数年にしかならない時期に、日本のその後の重大な方向を決定する特命使節団が組織されたことは世界史上、極めて特異な出来事でもあった。

もともとこの使節団派遣のアイディアは、オランダ系アメリカ人で宣教師として長崎で教鞭をとっていたフルベッキが、「日本の将来を決定する人びとが、諸外国の政治形態、司法、教育等の諸制度を完全に理解するためには、直かに目で見、肌で感じて、それを分析し、広く公衆に報告することが、もっとも効果的な方法である」と考えて、明治二年に使節団の原案を「フルベッキ意見書」（ブリーフ・スケッチ）として大隈重信に送ったことが始まりであった。この提案は実に要領よく、しかも精密に何を観察し、記録はどのように記載されるべきかまでこと細かに箇条書きにされていた。それが二年後にようやく岩倉使節団として、日の目を見ることになったのである。

その簡明なマニュアルに従って各人が報告書を作成し、それを纏めた見聞報告記は全百巻、五冊に編集され、三千五百部以上が出版された。その内容は政治・社会・経済・産業・軍事・教育・文化など社会万般に及び、当時、一種のエンサイクロペディア（または広義の「観光」案内）とも評された。

これは各分野の専門家がそれぞれに詳細な報告書を作成し、それを久米邦武という佐賀藩出身の漢籍に詳しく、しかも数理にも詳しい学者（のちに彼は歴史学者となる）が、帰国後五年間を費やして纏め上げたものである。久米邦武は鍋島候の近習として登用され、日本ですでに大砲の鋳造などにも関与していただけに、その当時、世界の先進的工場ともみなされたイギリスの現場での観察、記載は詳細を極めている。彼が当時の日本人としてはずば抜けた科学知識を備えた、偉大なエンサイクロペディストであったことが、最近の研究で明らかになっている。

百年前、明治維新直後の日本人が見聞した大英帝国は、パックス・ブリタニカの全盛期、ビクトリア女王治世下で、世界で最初に産業革命を達成し、スペイン海軍を撃破した軍事力を含めて「世界の最新工場」であった。一方ヨーロッパ大陸ではフランスはまだ大革命の動乱から帝政ナポレオン治世の後であり、プロイセンは国家統一がやっとなされた時代であった。

使節団はアメリカで一年近くを費やしてから、イギリスに到着した。女王はもとより多くの政府要人が夏休みでロンドンを空けている不都合な時期に訪れた、この日本の特使団をどう処遇するか迷った節がある。しかしそこは外交には巧みな英国のこと、朝野を挙げて歓迎をしている。そしてロンドン以外の東北部の工業都市マンチェスター、リヴァプール、スコットランドと共にニューカッスルでも歓迎を表する接待と見学に多くの時間を割くことになった。

この使節団が明治初頭以後の日本の発展と方向転換に果たした大きな役割については、ようやく一九七五年になって、田中彰氏によって岩波文庫に五巻に纏められ、注釈をつけて発刊されて以降、わが国の歴史学者も注目しだしたばかりである。

したがって上に述べた歴史はすべて後知恵である。もしあの当時私がちょっとした歴史家で、大ぼら吹きだったら、日本を発つ前にどこかの知事さんか市長さんと話をつけて、日英交流記念百周年記念のイヴェントの魁《さきがけ》でもやっていたろうが、現実は畳四帖の部屋で半熟卵が食べたかったと悔やんでいる始末である。

しかし、いまさら書き換えることもできない。第一、条約の平等的改定（これは結局失敗しているが）という狙いをも含んだ百年前の壮大な構想の国家プロジェクトと自分史的な備忘録では比較にもならないが、この個人史的、独断的感想文にもう一ヵ月分ほどお付き合い願うこととする。

もう一つ偶然であるが、ちょうど私のヨーロッパへの渡航の寸前、一九七一年九月二十七日から十月十四日まで、日本の天皇・皇后両陛下がヨーロッパ七ヵ国の親善旅行をされていたので、各地の市民との話題にはこと欠かなかった。さすがにヨーロッパの人びとは大人であるから、概して天皇に対するあからさまな敵意の表明というものは少なかったが、何といってもかつて激しい戦火を交えた敵国同士であり、植民地政策では決定的に立場が異なる。とくに在郷軍人会などからはプラカードを含むデモによる抗議行動もあったようである。

一九五七年、梅棹忠夫は広範なフィールド踏査の結果、『文明の生態史観』を提唱した。彼はユーラシアの旧世界の全構造を一つの楕円形に描き、第一地域と第二地域に分けた。第一地域は楕円形の東西の両極端に位置する日本とヨーロッパである。中央の広範な第二地域には、専制的な帝国の建設と猛烈な破壊の繰り返し（アロジェーニック・サクセッション）で、政治的に極めて不安定な乾燥地帯として、①中国世界、②インド世界、③ロシア世界、④地中海もしくはイスラーム世界の四つの巨大地域を位置づけている。これに対して、その両端にある二つの後発世界である第一地域が、長い歴史のなかで継続した発展を遂げ、封建制度を経て成熟した資本主義制度の近代国家を発展させてきた（オウトジェニック・サクセッション）、というのが、彼の生態系のフィールド調査から帰納した新たな文明史観であった。これはそれまでの文明の果てと見られがちだった日本を新しく位置づけた点では画期的だったが、最近のより複雑、多様な世界の発展を考慮すると少し単純化しすぎたとも思われる。

しかし、このような類推を、英国とヨーロッパ社会の関係と、日本と中国社会の関係に置き直してみると、両者にはいろいろな相似性が指摘される。たしかにイギリス人もそれを意識しており、かつての日英同盟の基礎には、日本を「東洋における英国」として、地政学的結びつきを重要視したのであろう。

日本とイギリスとは、大陸とそれに隣接した島国という点ではよく似ているようだが、気象条件だけをとっても決定的に違う点は、日本が中国大陸の環境悪化をもろに受けるのに対して、イギリスは偏西風のおかげでヨーロッパ大陸の風上にいる分、ヨーロッパの環境変化の影響を受けることが少ない。かつて日本でも神風があったが、今後の環境問題については神風は日本に味方しないだろう、と覚悟しておく必要がある。

いずれにしても日英両国の間には細かい点では、多くの相違点があるにせよ、やはり日本にとってイギリスは、地理的特性、立憲政治体制、皇室同士の親密な交流など、共有する特性が多く、日本が外交方針を決定していく際には特別に考慮すべき二国間関係となろう。とくに風土の温暖、多湿から来る島国特有の気質の細やかさを共有していることは大切なことである。

■落日の福祉国家

一九七一年当時、NHS（National Health Service）による保健医療システムは非効率、官僚主義の極限にきていた。この英国の医療制度は地域の専門中核病院と、そこに登録された約三万人の家庭医（General Physician;GP）から成っている。その頃、GP一人当たり平均二千四百人の住民が、自由意志で登録（無料）していた。どんな病気でも患者はGPにまず予約診療を受けて、難しいケースは専門病院に送られる。直接病院に行くのは緊急の場合に限られる（したがって、頻繁な急救車のコールは一般住民からすれば、唯一の緊急避難法となる）。

GPはそれらの人びとの病気だけではなく、予防を含めた健康管理を任されている、という点ではかなり理想的なのだが、現実にはこのシステムは上手くいかなかった。すでに歯科と眼科は自由診療が主流となっていた。新聞は連日、NHSの非効率を書きたてており、一方、自由診療が高額につくことをも非難していた。

誰の目から見ても行き詰まっている政治体制でも、いったん決まってしまったら、よほどのインパクトが加わらない限り、または内部の人びとの意識が変わらない限り、これを一挙に変えることができないのが、民主主義政治の限界なのだろう。

私は経済は何もわからないが、当時のイギリスのいろいろな面での非効率、停滞を肌で感じることは出来た。たまたまロンドンに出たとき、いわゆるGPの診察に立ち会う機会があった。それはロンドンまで古美術の勉強に来ている二十代の日本人青年が慢性の気管支炎で悩まされていたが受診の予約は一ヵ月先。なかなか医者が診てくれないので、何とかしてやってくれ、と日本でやきもきしている本人のお父さんから頼まれた。一緒に通訳という名目でついていって、その個人診療所を拝見できた。

診療所は中年のドクターと、あとはセクレタリー役の女性が一人取り次いでいるだけ。診察室には、机と椅子があるだけで、日本の医療機関になら必ず置いてある診察の小道具は何もなく、殺風景極まりない。ドクターの診察も形だけで、ある病院を指定して、胸部レントゲン写真を撮ってもらって来い、その返事がきたら、再診するとのことだった。その後聞いたところ、一ヵ月後の再診で、大したことはないということで、薬ももらわずに治ったということだった。

最後にニューカッスルを離れる日曜日、ほとんどの常連客は週末はロンドンへでも帰るのだろう、早目の朝食は私一人だった。いつもの食堂へ下りて行ったら、食堂の電灯は私の頭の上のところだけが点いていて、周りは消されていた。ここまでやるか、とイギリス人の節約ムードには驚いた。

しかし私が出発するときには、ここの宿の十三歳の息子がトランクを車に乗せるのを手伝ってくれて、丁寧な見送りをしてくれたのは二度目の驚きだった。子供といっても十三歳だと、もう一人前の礼儀が仕込まれているのはさすがだ、と感じた。

よく「イギリス人は、一人一人が自分の帝国を持っている」と諺に言われるぐらい徹底した個人主義だが、これが最後には自分の責任を果たす、という強いモラルとして国家の下支えをしているのを感じた。ナチス・ドイツがヨーロッパ全土を席巻してイギリスは孤立し、ロンドンがドイツの開発したロケット爆弾による集中攻撃を受けたとき、ウィンストン・チャーチルの統率の下に、この個人主義に支えられた団結力が粘り強く耐え抜く基礎となったのであろう。

しかし私が滞在していた当時は、労働党の下、「ゆりかごから墓場まで」の福祉が最優先されて、その弊害が極限に達していた。「英国病」は行き着くところまで行き、多くの識者は国としての大英帝国は再起不能であろうと考えていた。

その後、保守党のマーガレット・サッチャーが党首となったのは一九七五年であり、ついで一九七九年に「サッチャー内閣」が誕生し、「鉄のサッチャー」は福祉国家から大きく舵を切って、「コミュニティ・ケア法」などにより自治体に権限と財源を付与し、自治体の役割を従来のサービス提供から多元的な福祉部門間のコーディネーション機能に移行させて、国民のニーズの多様化に対応するとともに福祉政策の効率化を図ることに成功した。その後の大英帝国の復元力には、やはり瞠目すべきものがある。

■イングランドのフリー・タイム

〈ダラム〉

ニューカッスルの単調な日々のなかで、気晴らしに約一時間で行けるダラムに小旅行を試みた。ここは古くから「大聖堂と城の町」として、土地の人びとから愛されている。七世紀の聖人、聖カスバートを祭った大聖堂と聖職者によって治められていたツイン・タワーを持ったダラム城が、蛇行する豊かな流れのウェア川に取り囲まれて堂々と屹立している。大聖堂は秋の穏やかな日差しのなかで、ステンドグラスの大窓が美しい。これらの建造物は今ではダラム大学として利用されており、こんな中世風の環境で勉強できる学生たちは思いっきり保守的になるか、進歩的になるかだろうと思った。そういえばかの有名なビートルズはこの地域の中心地リヴァプールの出身だ。

最近『ハリーポッターと賢者の石』をテレビの再放送で見ていて、どこかで見た景色だと思っていたら、実はこの大聖堂が魔法学校ホグワーツのロケ地になっていた。余談だがイギリスでは十二、三歳頃から、このような寄宿舎に入ることが当然とされている。これは子供たちの独立心を促すのに、大変適当なシステムだと思うのだが、どうだろうか？

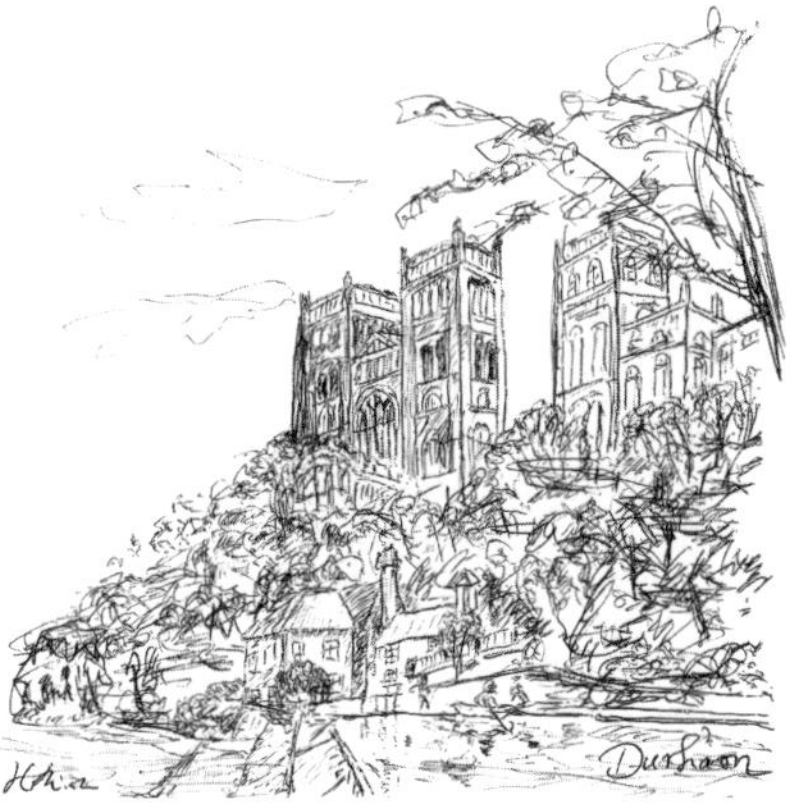

この落ち着いた中世風の町は坂道が多いが半日ぐらいで一周できる。小さな工芸品のショップもあり、週末を楽しむ家族連れで賑わっていた。版画専門の店があり、偶然新進作家の個展をやっていた。その渋い色のヨーク・ミンスターの版画が気に入ったので三枚買って、一枚は恩師三宅儀先生へ

のお土産にした。この版画は先生も気に入られたのか、長くご自宅の玄関に飾っていただけた。

〈ロンドン〉

ロンドンには、第一回目は前に述べたように、ニューカッスル到着の週末に、私の父がグループ旅行でロンドンを訪れたのに合わせて三日間の週末を一緒に過ごした。父は当時七十五歳だったはずだが、母が亡くなってから急に旅行を趣味とするようになり、毎年のようにヨーロッパやオーストラリアなどの海外旅行を楽しむようになった。以前は出不精だったのが、七十を過ぎてからグループ旅行に一人で参加したり、姪を連れて行ったり、ともかく周りの者が不思議がるほどマメに旅行をするようになった。

当然私の旅行に合わせて同時期にイギリスで会おう、ということになった。父と一緒に旅行をするという経験は珍しかったので、ロンドンの市内観光や日本料理店に付き合い、バッキンガムの衛兵交替を楽しんだりした。面白かったのは、親子で随分対イギリス観が異なり、父に言わせると「さすがに大英帝国だ、風格が違う」ということになり、私は「こんな調子では英国は滅んでしまうよ」と二人で議論を楽しんだ。

二回目はニューカッスルを離れて、十一月十日から十三日まで、クィーン・スクェアー病院と大英博物館のちょうど中間に位置するプレジデント・ホテルに宿を決めた。つまり時間の合間には博物館通いをしていた、ということになる。

クィーン・スクェアー病院では、ギリアット教授の臨床カンファレンスに出席し、時間の許す限りウィルソン先生の電気生理部門の見学に費やした。しかしいずれも特別に得るところは少なかった。むしろティータイムに知り合ったピーター・ネイサンという洒脱で、博学な先生と意気投合した。彼は"Pain"に関心があり、基礎的なモノグラムをペリカン叢書で著しており、私にも一冊くれた。彼は東洋の事情にも強い関心を示していたが、数年後に突然手紙をよこし、日本の私の研究室にやってきて、一日楽しい談話を私と森宗勧君と交わして飄々として帰っていった。

したがってロンドンではあまりいろいろな所は見物せずに、大英博物館を見て回った。やはりロゼッタ・ストーンや、古代エジプトのミイラなどが印象に残っている。主にギリシャ、エジプトの膨大なコレクションを中心に見た。

〈イングリッシュ・ガーデン〉

ロンドンにはハイド・パークやリージェント・パークほどの大規模なもののほかに、町のあちこちに「スクェア」と呼ばれる四角い小公園がある（かなりのものはプライヴェート・ガーデンである）。クィーン・スクェアー病院のすぐ前にも小さなスクェアがあるのに気がついた。小さなフェンスがあるが、中に入ってみると規模の小さな割に、いろいろな樹木が周りに茂っていて、町の中とは思えない静かな空間が保たれているのが気に入った。道のそばの木陰に古い木製のベンチがあり、ちょっと腰掛けてみると何とも言えないゆったりとした気持ちになる。ベンチの背に当たるところにミセス誰々のドネーションによると刻まれている。この辺にもイギリスらしい奥ゆかしさと、それに答えるパブリックな気配りが窺われて気持ちが良い。

イギリス人が、ガーデンと植物に特別な関心があることは有名である。ある統計によると、イギリス人の三人に一人はガーデニングが趣味だという。後で見たフランスのヴェルサイユ宮殿やイタリアの庭園と全く違って、日本の山水の庭のように、自然に近くあることを感じれば良い、というタイプである。日本の庭園の場合、蓬萊思想だとか、極楽浄土を模す庭園もあるが、イギリスでは、そのような理想、理念の投影も感じられない。それは、イギリス人の実際的な感覚ともマッチしているようだ。

最初にイングランドに着いたその日に、雲の流れが日本のそれとは比較にならないぐらい速いことに気が付いた。ことに北海に面した海岸は、まさにターナーの絵画によく描かれている流れるような雲の風景にそっくりであった。これは日本だと嵐の前兆だ、と思うほどの速さだったが、実はそれが毎日続くのである。

イギリスの日々の気象の変化の激しいことは、昔からむやみに走ることを嫌うイギリス紳士が、いつも傘をステッキのように携帯する話と符合する。ただイギリスの雨は日本のような豪雨ではなく、山がないせいもあって、洪水もじっくりと水位が上がってくるだけの穏やかなもののようである。

つまりイングランドでは四季の移り変わり、日々の天候の変化には絶えず配慮が必要であり、そのなかで毎日の植物へのいたわり、配慮がなければならない。イギリスでガーデニングが高尚な趣味とされるのは、このような野外への気配りを尊重せざるを得ない毎日と無縁ではあるまい。日本でもほぼ似たような事情があるが、日本のガーデニングは箱庭的、または鉢植えが中心なのが異なる点かもしれない。

一九八〇年、その翌年に京都で開催される第八回世界神経学会の下見のために、当時、学会のプレジデントを務められていたウォルトン教授が京都に来られ、その案内役を私がお引き受けした。京都国際会議場の現場を見て大変気に入られたので、ホッとしたことを覚えている。マリー夫人と一緒に、梅雨に煙った京都の観光を楽しまれ、竜安寺の石庭とその周りの庭園には大変深い感銘を受けられたようだった。そのとき「日本のガーデンでは、一つ一つの石に至るまで偶然にあるのではないのだね」とおっしゃったのは、おそらくイングリッシュ・ガーデンの場合のさり気ない自然さとの対比に気が付かれたのだと思う。おそらく日本の造園家が聞いたら喜ぶ印象だと思った。

〈ウィスキーの効用〉

私はイギリスは初体験であったが、アメリカから渡って来て、同じ英語圏だからそんなに大きな風習や習慣の差はないと、高をくくっていた。しかし最初にブラッドレイ先生と一緒に、病院のカフェテリアで昼食をしていたとき、突然大きな食堂のなかで、私一人だけがトレイのままで食事をしていることに気が付いた。他の人びとはすべて皿もナイフもフォークもテーブルの上に、キチンと並べ替えてから食事をしているのだ。私はしまったと思ったが、途中で今さらトレイからテーブルに移し替えるわけにもいかないので、そのままで食事を済ませた。もちろんブラッドレイ先生は気が付いておられたはずだが、何も言われない。よく見ると、このトレイを集めるだけの専門の給仕が一人働いていた。

こんなに細かな点までイギリスとアメリカが違うとは、このとき初めて気が付いた。もちろん英語と米語は違うが、それはかえって気にならない。しかしマナーの違いというのは、気にし出すと身動き出来なくなるので、大体はアメリカ人的に過ごすことにしていた。

しかし、こんな毎日というのは結構、夏目漱石ならずとも東洋からのエトランゼを憂鬱にする。パブへ独り入って酒を飲むのも、こんな状況では気が進まない。結局、中華レストランで中国人のマスターを相手に時間をつぶすのが手っ取り早かった。

ロンドンへ出て来たら、さすがに大都会。パブでもホッとする雰囲気だった。ことにウィスキーがこんなにもよい抗鬱薬だったとは、イギリスへ来て初めて悟った。それでも最初に入ったパブで、ウィスキーの「水割り」を注文しようとして、"A Whisky, Old Parr, with water" とやったら、オールドパーをウィスキーグラスに一杯と、別にコップ一杯の水を持ってこられた。またしても習慣の差を見せつけられた、と思いながら、勝手に混ぜて水割りを作ったら、そのマスターが怒り出したのには弱った。

それでも抗鬱剤のお陰で、おやじを適当にあしらっていたら、隣のイギリス人にしては話し好きな小父さんから話しかけられた。「自分はウェールズだ。イギリス人は大嫌いだ」というわけだ。私もこの小柄なウェールズ人の大声の主張に、うっかり「賛成」ともいかずに黙っていたら、彼からなぜイギリス人は良くないかを、歴史的な観点から延々と聞かされる羽目になってしまった。

私はこの時期の経験から、なぜイギリス人がウィスキーを好むかということと、世界の多くのアルコールのなかでも、ウィスキーが最も強い抗鬱作用を持っていることを信じるようになってしまった。その伝で行くと、ワインはヒトを覚醒させ、議論好きにさせることになり、ビールはヒトを陽気にさせるが、お腹が出るのが困る。では日本酒はどうか。まあこれ以後は、本当にアルコールが入ったときのお話に——。

7 憧れのヨーロッパ

〈十一月十三日（土曜日）〜十一月二十九日（月曜日）——フランス、イタリア〉

私は戦前からの旧制高等学校の最後の卒業生の一人である。それだけにヨーロッパの文化と歴史に対する憧れは強い。その私が初めてヨーロッパに足を踏み入れたときの感激。高校時代からの教養主義の名残で、とくにパリの土を踏んだときは、世界の文化の中心地にやって来たという感慨は一しお深いものがあった。

昭和十一年、文壇の新感覚派の旗手、横光利一は数ヵ月間パリに滞在した。ちょうど船旅の途中で、二・二六事件を電報で知り、到着したパリは人民戦線内閣の下で左右の対立が激化しており、ドイツではヒットラーが政権を奪取していた時期だ。ヴァレリーが「西欧の危機」を論じていた頃でもある。

横光はこのときの経験を「旅愁」という長編小説のなかで、西洋に憧れてパリにやって来た二人の日本人青年が、西洋の屹立する二面性に触れたときの精神の相克（これは数年後にはわが国で、「近代の超克」として戦中の時代思潮になっていくのだが）を縦糸に、一人のカソリック信者の日本人女性を横糸に、パリの歴史の重みを感じる町並みと爛熟した社交生活を背景にして、饒舌な東西文明比較論を展開していく。しかしこれは昭和初期の話で、現代のグローバリゼーションの世の中となってみると、日本の前近代的特殊性が強調され過ぎていて、当時の日本の知識人の世界理解の浅薄さのみが目に付く。

それにしても、この小説の解題をしている樋口覚氏は「日本人は西欧にいるときは〈日本〉を一時的に忘却できることを幸福とする異邦人だが、ときおり〈日本〉を意識すると、突如〈旅愁〉に襲われる人種だ。そして、いずれもある暗黒地帯を越えて、なにがしかの表現しがたい変容を経て日本に帰ってくる」と述べている。これは頻繁に外国旅行のできる現代になってもそのまま変わらない、日本人独特の不思議な二重性（柔軟性、非合理性または情緒性）と言えるかもしれない。

フランスの前衛派詩人、ジャン・コクトーが世界一周旅行のなかで日本に寄ったのは、横光がパリを訪れたのと同じ昭和十一年の五月六日から五日間だった。その間に彼は多忙な日本見学のなかで、歌舞伎の名優六代目菊五郎の「鏡獅子」に深い感銘を受け、これは「劇という形で表現された宗教だ」と直感し、その後彼の創作した「美女と野獣」にもその影響が見られるという。この辺に異文化交流の面白さがあるが、日本の文化はこの繊細で感受性豊かな詩人の、「人間」の変容までは引き起こさなかったことは確かだろう。

■旅愁のパリ

十三日の土曜日の午後便で、ロンドン空港からパリに向かった。パリ空港には幸いなことに、親友の陌間耿介君があらかじめ連絡してくれたお陰で、彼がシカゴ時代に知り合ったウィニスドルファー夫妻が空港まで出迎えてくれた。彼はレジデントをメイヨー・クリニックでやっただけあって奥さん共々、英語は堪能であった。

会うなり「今日の悪天候は君がイギリスから持って来たらしい。悪いことはいつもイギリスからやってくるんだよ」と早速ジョークを飛ばしてみせた。トロヨン街のオテル・ロワイヤル・マグダラで旅装を解いて、夕方からご夫妻の奢りで、夕闇にさんざめくシャンゼリーゼ大通りに面したしゃれたレストランで、牡蛎をご馳走になった。その量と味は格別で、イギリスとの段違いのグルメ振りだ。やっぱりイギリスは不味かった、と改めて判った。

ウィニスドルファー先生はパリの高級地区に、手入れの行き届いた四十床の病院を経営しており、日曜日にも回診をするから、よければ一緒に見に来ないかと誘ってくれた。ルノーで迎えに来てくれ、私は彼の病院の回診を見せてもらった。彼が得意の手術なのか、下肢の閉塞性動脈硬化症の患者が多いのに驚いた。彼は手元のディクタフォンに処置のオーダーや臨床所見を吹き込みながら、ガーゼ交換を手際よくやっていた。その後、彼の市内の高層マンションに、夕食をかねて招待された。

彼はアメリカから帰って、外科教授資格試験には合格したが開業の道を選んで、毎年一ヵ月の休暇を南仏モンブランの麓で過ごす優雅な生活を楽しんでいる。家庭では長女が趣味として柔道を習っており、息子は理科系志望の小学生という典型的なプチブル生活のようだ。彼の話では、五月革命以後、旧態依然たる医学部教育制度はやっと改革され出し、彼の病院でも数人の学生を引き受けて、早い時期からの実地教育をやるようになったという。

月曜日にはサルペトリエ病院に「脳波・応用電気生理研究室」のA・レモン教授を訪ねて、病院での脳波のコンピュータ解析の将来についての意見を聞くことが出来たが、フランスでも実際の脳波の自動解析はあまり進んでいないようであった。実際、一九九〇年以降になってからは、頭部に二十～六十箇所の電極を取り付け、間挿法で電位を計算挿入し、それらの部位のフーリエ解析を瞬時に行うことが出来るような高速フーリエ変換法（FFT法）が開発されたが、これらはすべてパソコンの大容量、低価格化と高速化のお陰である。

サルペトリエ病院には京大三十一年卒の三好暁光先生が一年前から留学しておられたので、連絡を取ったら、ちょうど時間が空いているとのことで、丸二日間のパリ見物に徹底的にお付き合い頂いた。お陰で極めて効率よくパリ市内を見物出来た。日本人が多いと言われる旧オペラ座からパレ・ロワイヤルの辺りは、裏通りに入ると日本では考えられないような価格で油彩画や版画を売る店が多く、日本料理店も並んでいるので、ずいぶん楽しめた。私はここで、六号の油絵（これは後で判ったのだが、日本人のものでフランスでも値がつき出したところだったそうだ）と十二号ぐらいの“Lotus”という題のヴェトナム人の少女像の版画が気に入って買ってしまった。ロータスとはギリシャ神話ではハスの実で、食べると故郷を忘れて悦楽にふけるとされているが、版画ぐらいではそんなことにもならなかった。メトロにもだんだん慣れて駅ごとにそのデザインが違うのも面白くて、一日に何回も利用した。

いつの間にか秋は深まり、マロニエの並木道はセピア色に変わり、空はどんよりとしている。三好先生には気の毒だったが、本当に良く歩いた。セーヌ河のほとり、ルーヴル美術館とその周り、コンコルド広場のオベリスクでひと休み。またモンマルトルの丘に登る。夜はムーラン・ルージュ、リドと渡り歩いて楽しんだ。大通りを色とりどりに着飾って歩く人びと、公園で二人だけの世界を楽しむカップル、犬を連れた老夫婦、裏町の店の切り盛りに忙しい人たち。活気があり、誰もが自分達の生活への自信に溢れていた。

イギリスでのデプレッシブな気分の反動もあったかと思うが、恐らくロンドンよりもパリのほうが私の体質にあっていたのだろう。パリは去りがたく、一度はカルチェ・ラタンのあたりに住んでみたい、という気にさせる不思議な奥深い魅力を湛えた街だった。

実際にその後も数回パリを訪ね、あるときは十日近くも滞在したこともあるのだが、この最初のときのように歩き回ることはもうなくなった。町中に小型車がルールを無視して洪水のようにあふれ、あの歴史の重みを感じさせる石畳の街のおもむきがすっかり損なわれてしまった。あれほどアメリカ文化を拒否していたフランス人も、結局、日々の便利さ、速さと、個人の快適さには勝てないということか。この点は同じ古都としての景観の保存に苦心している京都についても言える難しさであろう。

パリの思い出を書くにあたって、ヴェルレーヌやアポリネールの詩集などを引っ張りだして、私のパリへの憧れをうまく表現したような詩を探してみたが、フランスの詩人も、他の国の詩人もパリそのものを恋人のようにはうまく表現していないのに気が付いた。

結局、以前から気に入って、時どき秋になると引っ張りだしてソッと読んでみるリルケ（彼こそパリの裏町の良く似合う詩人だ）の詩集の一節を意訳して、紹介することにした。

「秋立つ日」

主よ　もう秋です
過ぎ去った　偉大なる夏
日時計の上に　濃いむらさきの陰を作り
曠野一面　さわやかな風をお送りください
果樹園のくだものを　たわわに実らせる

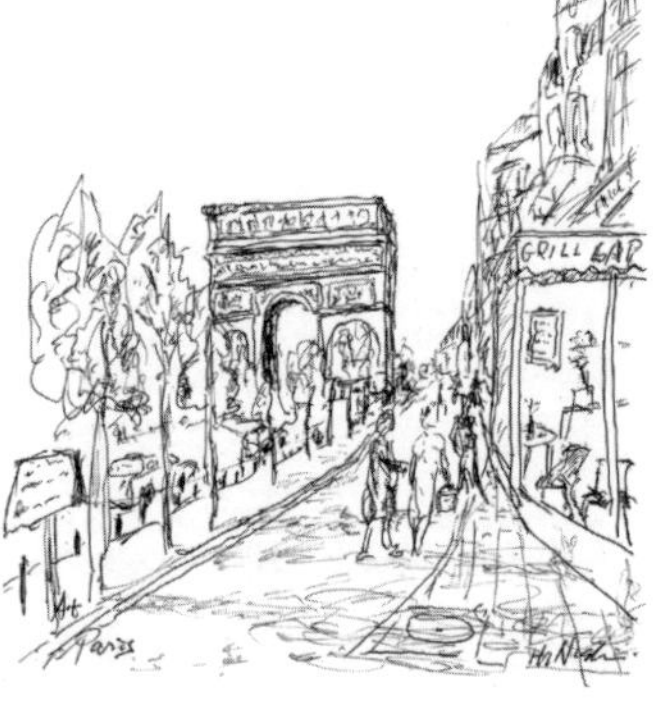

陽光さんさんたる南国の陽を　あと二日おめぐみ下さい
やがて果物はゆたかにふくらみ
かほり高い葡萄酒が醸されるでしょう

いま家をもたぬものは、もはや家を持てぬでしょう
いま孤独な人は長い冬を　ひとり送るでしょう
夜更けに起きては本をよみ　ながい手紙を書き
落葉を踏んで並木の道を　長い影とともに歩むでしょう

（『リルケ詩集』大山定一訳より）

■ミラノの下町

ミラノは、わが国では毛織物、皮革などファッションで有名だが、十六〜十九世紀にはスペイン、オーストリア、さらにフランスの統治下に入り、随分政治的な変遷を経験しているイタリア北部随一の産業都市である。その規模と活気は日本で言えば大阪に近いか。

筋肉疾患でイタリアでは最も症例の多い教室が、ミラノ大学のググリエルモ・スカラート教授の所

と聞いていた。ここで筋生検標本を一週間ぐらいゆっくり見せてほしい、と手紙を書いて快諾を得たのでどういう所かも知らないままで行くことを決めていた。

イタリア語も知らなければ、ミラノに知人がいるわけでもなかったが、その気になれば何とかなる、と決めてかかっていた。事実、出発までに遠縁の桃井純一先生を通じて、東京医科歯科大学のT先生がミラノにすでに三年おられたので、紹介された。スカラート教授から泊まるところは学生寄宿舎が何とかなるという返事をいただいていた。

教授は私の想像以上に若い方で、自由に標本を見るように便宜を図ってくれて、検査技師を使うことも許可して頂いたのだが、私はイタリア語を全く読み書き出来ないので、肝心のカルテとの照合や質問もままならなず、仕事にならなかった。困ってイタリア語の教科書を探したが、これがない。聞いてみるとミラノのあたりは、歴史が示すようにフランス語圏であって、イタリア独自の教科書も専門書もほとんどないようである。

教授は十一月末にオーストラリアのパースで開かれる第一回国際神経筋疾患会議の準備で忙殺されていた。私もこの会議のことはイギリスでも聞いていたが、オーストラリアまでの学会への出張が変更出来ないことは判っていたので、見送ることにしていた（この辺もこの海外派遣員制度の厄介な点だった）。

教授の叔父に当たるトラバッキー医学部長宅にディナーのご招待を受けた。彼はなかなかのボスらしく、招待した一族を巧みにリードして話題にこと欠かない。イタリアでも医師の待遇改善が大きな政治問題になっているようで、彼は日本の医師会がストライキをやったことを話題にし、日本医師会長の武見太郎氏を高く評価していた。

イタリアではご存知のように昼寝の時間（シェスタ）はまるまる二時間お休みである。いろいろと生活の面倒を見て下さったT先生は、随分ミラノの生活にとけ込んでおられて、この時間、町の中央の巨大なゴチック建築、ドゥオーモに案内してくれた。ここの商店街で一杯のカプチーノで延々とおしゃべりをし、情報を交換するのがミラノの市民の流儀らしい。この喫茶店街ではT先生を知らないものはいないような人気者だった。私は全くイタリア語を知らないわけだが、T先生はイタリア人顔負けのジェスチャーとユーモアを交えた会話を下町の人びとと楽しんでいた。先生の日本人離れした社交性のお陰で想像以上にミラノの生活は快適だった。

町の女から声をかけられても、こんなに巧みにいなす日本人はまずいないだろう。ある夜、街角で真赤なスポーツカーに二人乗りの派手な女性がわれわれを誘って来たのだが、私はその頃から慢性の下痢に悩んでいたのでしり込みをしていたら、T先生は惜しがっておられたが、それでも会話だけは十分に楽しんでおられた。

また彼はスイスではタバコの税率が低いので、今からスイスまで買出しに行くから一緒に行こうと誘われたが、私は公用旅券で、あらかじめ指定されていない国に越境することはまずいと判断して断った。しかし当時は既にＥＣ圏内では移動にいちいち検閲などなかったようで、惜しい機会を逸してしまった。

■恍惚のヴェネツィア

二十、二十一日と週末二日を東西交易の歴史的都市、「水の都ヴェネツィア」で過ごすことにした。インターシティ快速鉄道はミラノ中央駅から三時間で、「旅情」の出だしのシーンで有名な、海上を一直線に走る鉄橋を渡ってヴェネツィア本島のサンタ・ルツィア駅に到着する。入り組んだ水路をゴンドラでゆっくり進むと、時間を超えて数世紀以前の迷宮に導かれるような錯覚に陥る。ブローデルの言うように、「ヴェネツィアはかの悪名高いロンドンと比べてさえも、幾何学的秩序とは無縁な都市」なのだ。その魅力は歴史とは無関係で、幻想や夢に近い非現実感にあることは確かだ。

渡し場を上がってサン・マルコ広場の近くのボンヴェキアッチというホテル（ここは一九二八年――ちょうど私が生まれた年の三月二十九日に和辻哲郎が泊まったところであることを、今度、彼の著書『イタリア古寺巡礼』を読んでいて発見した）に落ち着いた。

昼過ぎにサン・マルコ寺院に行ってみると、広場から回廊の辺りは足首ぐらいまで、外洋からの満ち潮で満足に歩けない。初め

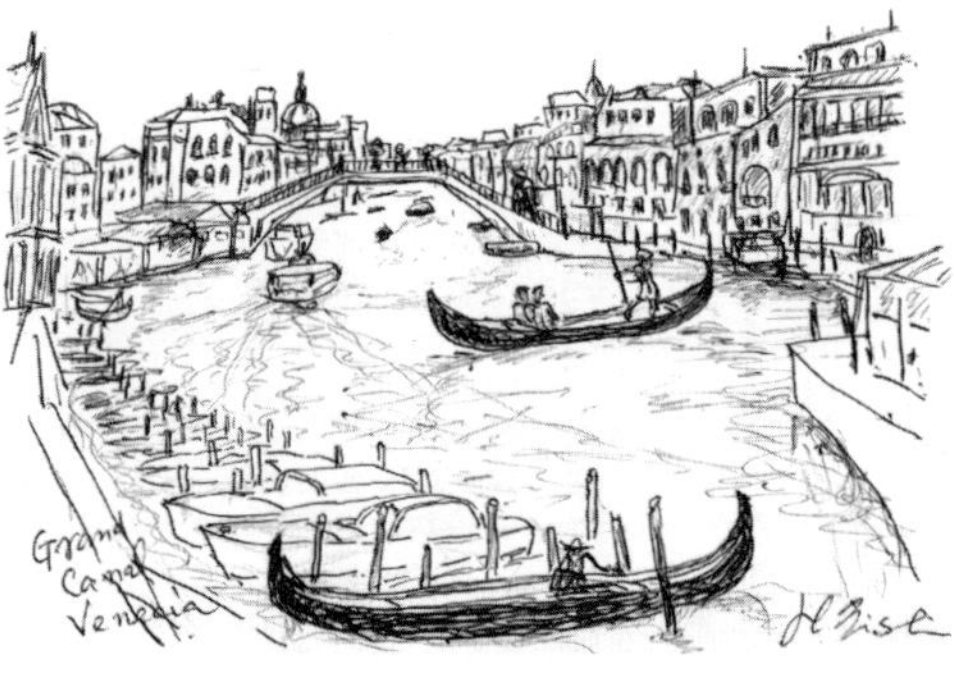

は驚いたが、こんなものかと覚悟して内部に入り、二階に上ってみるとその外洋への見晴らしは素晴らしい。しかしシェスタの時間で、買い物店はすべて閉まっていて、ちぐはぐだ。

そのうちに、停滞した水路の悪臭や、建ち並ぶ時代を経た建造物の基礎部分が水によって腐食されているのが目に付いてくる。修理もままならぬ建物のなかで、日々を過ごし歴史的観光都市で食っていかなければならない人びとの悲哀は同情に値する。以前からの住民の多くがすでに逃げ出しているらしい。

それでも数日間だけの観光客たちや若いカップルにとっては何もかもが素晴らしいのだろうが、一人旅のいささかくたびれた中年男にとっては、剝げ落ちた古壁や、高いみやげ物屋や、食堂でやたらウィンクを仕掛けてくる厚化粧の女までもが気に障る。

これが百年前、イタリア見学最後の息抜きに、ヴェネツィアを訪れた、岩倉特命大使団の久米邦武の筆にかかると、「此日ハ駅舎ヨリ直ニ艇ニ上ル、艇ノ製作奇異ナリ、軸首聳起シ、艇底円転トシテ、舳先ニ屋根アリ、中ニ茵席（しとねの席）ヲ安ンス、棹ヲ打テ、泛泛トシテ往返ス、身ヲ清明上河ノ図（これは北宋の画家、張擇端の名作）中ニオクカ如シ、市廛鱗鱗トシテ水に鑑ミ、空気清ク、日光爽カニ、嵐翠水ヲ篭メテ、晴波淪紋ヲ皺ム、艇ハ雲靄杳渺ノ中ヲ行ク、飄飄乎トシテ登仙スルカ如シ」という具合に、ヴェネツィアの恍惚、ゴンドラの愉悦が古典漢語を駆使して見事に、しかしかなり誇張して描かれている。これを読んだ明治初期の日本人は、どんなにかこの記述を愉しみ、遥かなるヨーロッパに想いをはせたことだろう。

翌朝、外を見ると何と一面、雪景色。驚いて階下のドアーマンに尋ねると、この季節の雪は何年ぶりだろうか、という。イタリア北部はスイスと連なっているが、それにしてもこの時期のヴェニスの雪景色には興奮した。新雪は五センチぐらいだが、昨日までの薄汚れた大運河の周辺の教会群は清らかなたたずまいに見え、ルアルト橋の下を行き交うゴンドラの御者も、河岸の魚市場での買い物客も、心なしか新雪を楽しんでいるように見えた。

ヴェネツィア本島を取り巻くいくつかの島を回遊する水上バスに乗り、ヴェネツィアン・グラスで有名なムラーノ島で洗練された職人芸を楽しみ、さらに北のブラーノ島まで行ってみた。ここはレース編みで知られているが、島全体が、カラフルな壁の小さな村からなる、全くひなびた土地だった。こんなところでも日本人に遭ったので、聞いてみると近鉄ツーリスト社の職員で、新しい観光コースを開拓に来ているとのことだった。

■不吉な予感

ミラノを二十五日に発って、最後の宿泊地、ローマまでのフライトの予約も取れていた。ところが私は最後の旅程に移る時点で、何か不吉な予感に襲われた。今までの八十日余りが、あまりにすべてがスムーズに、予定通りに捗《はかど》り過ぎて、これで良いのだろうか、何かどんでん返しを食うのではないだろうか、と理由のない不安に襲われたのだ。たとえばミラノ‐ローマ間のフライトで飛行機が墜落するとか——と、何の根拠もない「不吉な予感」が私の心に広がった。

私はとくにジンクスを担ぐ性質でもなければ、迷信深いわけでもない。しかしこれまでにも謂《いわ》れのない不安が的中した経験が間々あった。自分のそんな嗅覚も処世には時に役立ったこともあった。長い旅行が何の支障もなくここまで来れたことのほうが「奇跡」に近いかもしれない。私は早速フライトをキャンセルして、ミラノを午前十一時五十九分発、ローマに午後三時二十分着の特急列車に乗ることにした。汽車はすいていて、日本の列車と同じような四人掛けのボックス席を独占出来た。窓からの雪化粧をしたロンバルディア平原が美しく、カメラに収めたりしていた。ふと気が付くと私の前の席に中年のカップルが座っていた。男性のほうが、親しげに英語で話しかけてくる。女性はなかなか美人である。自分達は今度北海道で開かれる冬季オリンピックに行く心算だ、という。日本に来るというだけで、何となく親しみを感じて東京の話やローマの情報などを交換していた。その間にも私は車窓からの景色にカメラを向けていたのだが、ふと気が付くと私のお尻のポケットの財布がない！

私の周辺にはこのカップル以外に私に接触できた人物はない。やられた、と思うと同時に、彼らの反応を探るために、私は故意に彼に向かって「ポケットから財布をすられた。すぐに乗務員を呼ぶ」と叫んでやった。その男は慌てることもなく、「いやそんなことをしても無駄ですよ。イタリアでは乗務員は何もしてくれませんよ」とシャーシャーと答える。隣の女性は英語はできないことになっているから、何の反応もない。乗務員は一向にやって来ない。次の停車場で二人はサッと下車してしまった。

残念ながらイタリアではこんなスリはしょっちゅうのことなのだろう。やっと来てくれた乗務員は仕方がありませんね、と肩をすくめる大げさなゼスチュアをみせるだけであった。幸いなことにすられた財布には僅かなトラヴェラーズ・チェックと小銭が入っていただけだったし、それも番号を記録していたので、ローマへ着いてから乗務員の証明書を示して申告したら、取られたチェック分は代理店で払い戻してくれたが、当然イタリアは危ない国だという印象は強烈に与えられた。パスポートなどを盗られて余計な時間を空費しなかっただけ良かったと諦めた。

結局、何かが起こるという「不吉な予感」は当たったのだが、自ら招いた結果で間が抜けていて、誰にも文句の言いようもなかった。もちろんその日、どこかで飛行機が墜落したという話も聞かなかった。

■ローマの休日

ローマの巨大な終着駅（テルミニ）から数ブロック離れた、トリノ通りのホテル・モンディアールに最後の旅装を解いた。天井がやたらに高くがらんとしてイタリアらしい開放的な部屋だ。早速、街に出てみる。まず「ローマのへそ」といわれるヴェネツィア広場を起点にして、コロンナ宮殿、クイリナーレ宮殿を右に、パンテオンの宮殿を左に見ながら、トレビの泉を経て、スペイン広場にたどり着く。街のあちこちに散在する広場には噴水と銅像とオベリスクが鏤《ちりば》められ、新旧の建物が渾然となった街が次々と展開していくのが面白かった。抜けるような青空の下、ローマの市街を見渡す七つの丘をのんびりと渡り歩いて、夕方までかかってしまった。

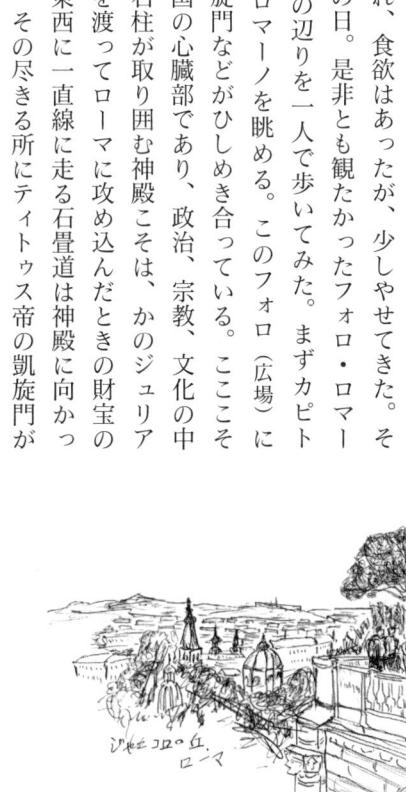

　この少し前頃から、私は脂っこいイタリア料理の食べすぎからか、慢性の下痢に悩まされ、食欲はあったが、少しやせてきた。それでも翌日はローマ最後の日。是非とも観たかったフォロ・ロマーノの遺跡からコロッセオの辺りを一人で歩いてみた。まずカピトリーノの丘からフォロ・ロマーノを眺める。このフォロ（広場）には巨大な神殿の石柱や凱旋門などがひしめき合っている。ここそが、かつてのローマ大帝国の心臓部であり、政治、宗教、文化の中心であった場所だ。この石柱が取り囲む神殿こそは、かのジュリアス・シーザがルビコン川を渡ってローマに攻め込んだときの財宝の国庫だった所だ。広場を東西に一直線に走る石畳道は神殿に向かって「神聖な道」と呼ばれ、その尽きる所にティトゥス帝の凱旋門があり、その右手に赤土と緑のパラティーノの丘が見える。

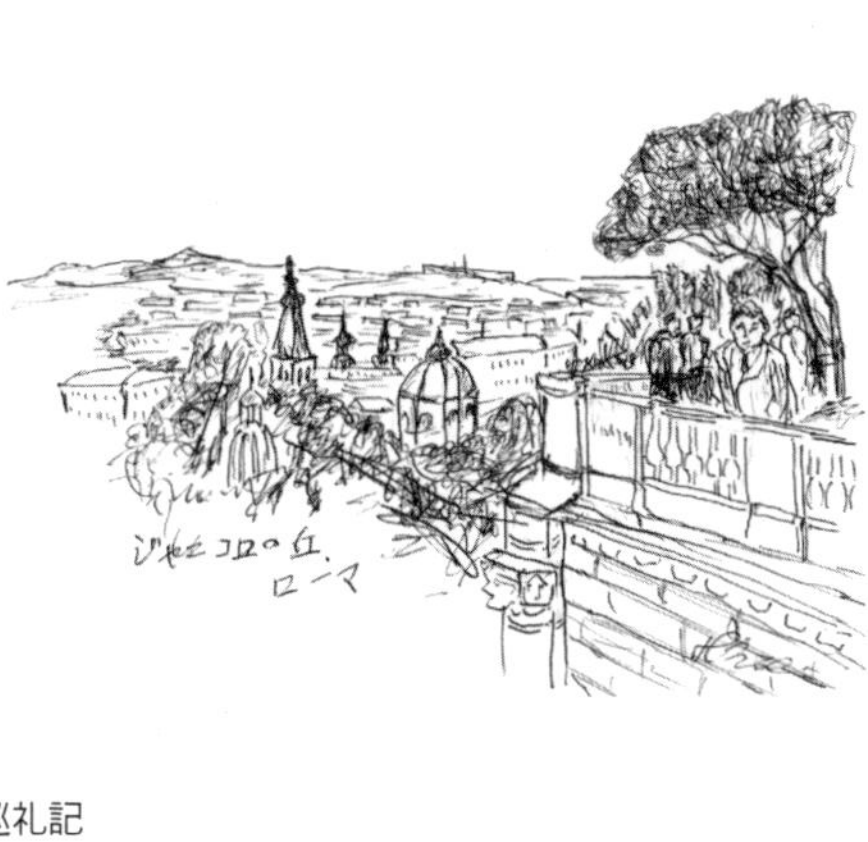

　そこを突き抜けた所が、コロッセオだ。五万人を収容出来たといわれるこの巨大な円筒型の大闘技場。外観は半分は壊れかかっているが、内部はいろいろと補修されている。この闘技場が紀元八〇年に完成されたとき、五千頭の猛獣が殺され、それを観ながら百日間、観衆は祝い楽しんだそうだ。門をくぐって入って、石の上に座ってみると、その広大な闘技場から古代ローマ人の大歓声が聞こえて

くるような幻想にとらわれた。

ローマの巨大な遺跡と現代の生活が渾然と混じり合った不思議な町の雰囲気には、やはりすべての道がここに通じていた、世界の中心都市だけでしか経験出来ない歴史の重みを感じた。かのロシアの文豪、ツルゲーネフをして「わが広大なロシアの全土も、ローマのひとかけらの土が含むほどの歴史も持たない」と嘆かしめたのが判る。

歩き疲れて、コロッセオからタクシーで西部のジャニコロの丘を目指した。

映画『ローマの休日』で出てくるコスメディン教会の「真実の口」は、あまりにミーハーなので飛ばして、さらに翼を広げた天使像を天辺に持つ特徴的な円筒形の建物、サンタンジェロ（聖天使城）を過ぎて、テヴェレ川を渡ってジャニコロの丘にのぼり、川を隔てたローマ市街の眺望を楽しんだ。

■ローマの奇跡

気が付くと秋の日はすでに西に落ちて、レスピーギの名曲「ローマの松」に描かれた笠松の梢に縁取られたジャニコロの丘全体が、夕日に赤く染まっていた。体は熱を持ったようで、自分でも旅路の果ての疲れがどっと出て来たのを感じた。七時頃だろうか、もう帰ろうか、と道を歩き出したのだが、どちらの方向かよく判らない。歩むうちに、突然小さな教会の前に出て来た。それが何という教会なのかも知らないままに、階段を上って入り口のドアをそっと押してみた。ドアは簡単に開き、自然に導かれるような感じで、暗い教会の小さな聖堂の内部に入り込んでしまった。

誰もいないので中央に進むとそこは大きなドーム状になっていて、思わず、中央で跪《ひざまず》いてしまった。多分、簡単に入ることは禁じられている場所なのだろう。歳とった大柄な神父さんが近づいて来たので、自分は日本から来たものです、という風な弁解をくどくどと述べたが、神父さんはそんなことは気にしていない様子で、黙って気持ちよく受け入れてくれた。私も黙ってお祈りをするポーズをとって、数分間、沈黙が続いた。

そのとき私は何を祈っていたかというと、笑われるかもしれないが、昔々、「少年講談」のシリーズで山中鹿之介が、主家尼子家再興のために三日月に祈ったという「われに七難八苦を与えたまえ」という言葉だった。なんでこんな状況になったのか、こんな言葉が浮かんで来たのか、私は慢性の下痢で頭がおかしくなっていたのか。今から考えてもハッキリしないのだが、私がそんな言葉を教会のなかで口走ること自体奇妙なことなのだが、そのとき、偽らざる「祈る」心になっていたのは、全く思いがけない聖なる教会にばったりぶつかってしまったため、としか言いようがない。

その後、地図を調べたりして、この教会が多分テンピエット（サン・ピエトロ・イン・モントリオ教会）という寺院で、ルネッサンスの代表的建築家、ブラマンテの作になるものらしいことが判った。

しかしそんなことよりも、ちょうど三ヵ月の長い旅路の果てに、疲れ果てローマの夕暮れのなか、自然にたどり着いた地点で、無神論者の私が自分でも思いがけない教会でお祈りをしたこと自体が、私にとっては強い感動であった。

これは偶然ではない。何か大きな力が私をここまで導いてくれたとしか考えられなかった。

なぜ山中鹿之介なのか？　やはりその根元にあるのは、超自然の三日月に「私に七難八苦をお与え下さい。私をお導きください」と祈ったというところにあると考えて、このときに、こんな状態で起こった出来事自体を、ある種の「奇跡」として受け入れることにした。

これまでも自分が企んでやったことでなく、後から考えると、大切な決断に当たって、なにか自分の浅知恵では計り知れない力が自分をそうし向けた、と考えざるを得ないことは稀にあった。そのときの選択の根拠は何だったたか？

このことがあってからは、その後の私の生活の指針として、私は「分かれ道で選択に迷ったときには、困難な道のほうを選ぶ。その決定には、自分でも計れない大きな力が働いてくれる」と素直に信じることにした。

■ポンペイ、ナポリ

ヨーロッパ最後の日を、まる一日、さらに南下してポンペイ、ナポリの観光旅行で過ごすことにした。同行者は十人余りの外国人（アメリカ人、ドイツ人などが主だったが、レバノンの若者もいた）。観光バスはイタリア東部をミラノから南下する、その名も「アウトストラーダ・デル・ソーレ」（太陽道路）。ガイドの流暢な英語の解説で、これから追体験するであろうポンペイの悲劇の数日のストーリーに聞き入る。

ポンペイ遺跡はベスビオス山の大噴火から千五百年経った西暦一六〇〇年に、水道を引くために掘った丘から偶然に発掘、発見された。現場へ行って見て初めて理解できたのだが、これは日本で見る溶岩流による破壊ではなく、数日にわたって際限なく降り積もった火山灰によって、人口二万の都市が突然に予告もなく埋められたのだから、当時の都市生活の日常がそっくり発見されたわけだ。当時のままの石畳道を踏んで遺跡に近づくと、都市の入口の石門からちょうど真西に、数十キロ彼方に二つの頂を持つベスビオス山が見える。

西暦七九年八月二十四日午前十一頃、轟音を聞いた町の人びとは地震だと考えて、屋内や地下室に避難していた。救援に駆けつけたプリニウス軍司令官の報告によると、午後一時頃から「松の木の形をした雲」が山頂から立ち上り、熱い、熱い灰がどんどん降り出した。人びとはこの熱の灰の中でなす術もなく焼け焦げていったのだ。「ここは日中も夜の暗さだった。もっとも暗く、深い夜だった。赤い閃光が飛び交う」。三日目の二十七日の夜が明け、日光がようやく射すと、ベスビオス山には今まで誰も見たこともない新しい山頂が一つ増え、そしてポンペイの町はこの地上からすっかり消えていた、という。

われわれはこの二千年前の自然災害のストーリーと、現代における広島の人災の悲劇とを重ね合わせないわけにはいかない。こころなしか観光客達は寡黙になり、次々と説明される二千年前の人びとを突然襲った理不尽な死の灰の悲劇を思わずにはいられないようだった。

次いで訪れたナポリの太陽は明るく、空は抜けるように青く、海は底知れない紺青であった。この素晴らしい風景のなか、昼食のリストランテでは、町の若者の歌い上げる「帰れソレントへ」などのカンツォーネの美声に旅情をかき立てられた。

「ナポリを見て死ね」というのは、アルプスの北方の長い冬に閉ざされた北欧のロマンチスト達の憧れを率直に表現した言葉だろう。しかしそのナポリに来た現代の観光客達は、「そうだ！」とはいえない下町の醜悪さ（このときもちょうど町の職員の何十日にも及ぶストライキのせいでゴミの山が町中にあふれていた）に顔を歪める。二階の高さで道路を横切ってぶら下げられた一面の洗濯物の塊りには感興をそがれること著しい。これがイタリアのイタリアたる所であろうか。

北イタリアと南イタリアはこれが同じ一つの国家なのだろうかと思われるぐらいに、気質、風土、気候から都市のあり方まで違っている。イタリアは、経済的、政治的に独立して創造された個性的都市国家の集合体である。日本で国中に小京都や小銀座が没個性的にでき、その時どきに集団的変化を可能にして来たという点では、全く正反対な個人と集団のあり方かも知れない。

千年という単位で社会の変遷を見るとき、あるいはイタリアの過去の繁栄の歴史と現在の混沌とした国のあり方を見るとき、またルネッサンスの天才たちの創り出した都市とそのきらびやかな芸術の独創性、多様性が何世紀も超えて生き残っているのを見るとき、これからの新たな世紀がどう変わっていくのか、その個性を育てる集団が今では国家にその役割が求められているが、果たしてそれは永遠にそうなのか、という疑問が頭をもたげる。

たとえばイタリアが滅亡しても、地中海に鏤《ちりば》められた真珠のような、いくつもの都市群は生きのびるかも知れない。時代を超えるような独創性や芸術性を、集団生活を基礎にした雑多な人間社会のなかでどこまで活かせるのかということは、個人と集団についての永遠のテーマなのかも知れない。

イタリアこそはこのような「歴史の実験」の最適の土壌なのかも知れない。

翌、二十八日午後二時四十分にローマのレオナルド・ダ・ヴィンチ空港を発って、エール・フランスで帰ることになった。その同じフライトで、東京の大学から、チェコの大学に三ヵ月間、私と同様のファンドで留学されていた先生と一緒になった。彼は目的の大学へ行ってみたら、頼みの先生は既に病没しておられたそうである。予定変更も叶わずに、三ヵ月間大学の図書館に通って過ごした、と落胆の色濃く、慰めようもなかった。

私は南回りのフライトで、インド、香港、東京を経て、二十九日の昼頃に伊丹で入国手続きを済ませた。

妻が父と共に伊丹空港に出迎えてくれ、私が少しやせているのを気遣ってくれた。

8　葡萄酒の熟成

この三ヵ月の一人旅の動機やそれに触発された感想・感慨についてはこれまで述べてきたが、私の八十年近い人生のちょうど折り返し地点で経験した、貴重な一人旅からもたらされた収穫は本当に計り知れない。極言すれば、この旅は私にとっては人格を変えるものではなかったと思うが、四十歳代の初めに経験できる範囲内において、人間をも変え、人生の後半に必要な多くの知恵を与えてくれた。私という皮袋に集めた葡萄はどんな酒に熟成してくれたのだろうか、あるいはいつしか腐ってしまったのだろうか。

それを思いつくままに挙げて、若干の考察を加えて、このような機会を与えて頂いた岡本道雄先生を初め多くの先輩、同僚さらに協力して頂いた方々に感謝の意を表したい。

■自己否定と自我

三ヵ月の世界一周の果てに、私は何を得たのだろうか。

私の出発時の疑問の一つは、あの多くの人びとを巻き込んだ大学紛争から一体われわれは何を学んだのだろうか、という思いだった。結局九十日間の、禅の公案の解は何だったのか。

私の世界一周というアクションは、大学紛争がなければ決して生まれなかった行動には違いない。私は大学紛争には自ら飛び込んだわけでもなく、一種の巻き込まれた人間の一人であった。それは紛争の最中もそうであったが、終ってからも永く私のなかにくすぶり続けていた。このままでは一種のフラストレーション状態が昂進して、私は何らかの崩壊か、爆発を起こし、自滅していたのではないだろうか。この九十日間の孤独の修行者旅行は、そんな自分を突き放し、解放させるための行動だったのではないだろうか。

大学紛争中、私にとっては、「自己否定」という言葉が、最も不可解な要求であった。教授団交の席などで、これを突きつけられた多くの教授たちにとっても、最も不可解で、不遜な要求と映ったのではないだろうか。大学紛争は米国でも、フランスでも避け難い世代間対立だったが、「自己否定」を強要するような形はやはり日本だけの特殊なものだろう。結局この九十日間では「自己否定」に対するハッキリとした回答は出せなかった。

私が最後のローマの教会で得た答えは、「神よ、私に七難八苦をお与え下さい。私はより困難な道を選びましょう」という祈りと決意であった。これはその後の私の「将来の選択に際しての、大きな道しるべ」になった。つまり迷ったときは「より困難な道を」という決意は、その後の一生の指針となった。

自己否定についての全く新しい境地に到達したのは、実はそれから八年以上も経ってからである。

宇多野病院の近くに、堂本印象美術館がある。ここには彼の生涯の主要な作品が年代を追って展示されている。彼は戦前には京都日本画壇の本流として、若くして正統の道を歩んでいたが、戦後イタリア留学を契機に、水墨を中心とした、抽象絵画に百八十度方向転換してしまった。その流れは彼の画風のなかでは徐々に醸成されていたが、外部の人の目には、時流におもねったように見えて、かなり厳しい批判に曝された。

常本印象美術館の廊下の一隅で、私は次のような彼の自筆の箴言《しんげん》を発見した。それは、

「自己をつらぬく自我が実生すると思ふのは錯覚である
自己否定によって麦の種は芽を出し

麦のめは自己否定することによって
新しい自己を」

というものであった。

私は一九七八年から国立療養所宇多野病院に難病センターを作る仕事を任されていた。果たして海のものとも山のものとも判らぬ仕事に人がついてくるだろうかと悩み、考えあぐねて吹田の国立民族博物館を訪ねたり、いくつもの美術館にまでも足をのばしていた。もちろん、自分のなかに己を犠牲にするぐらいの気持ちがなければ下の人は動いてくれないことぐらい、百も承知していた。

このような模索の時期に、私はこの箴言を突きつけられたのだ。凄いのはこの箴言の前半の部分である。私が宇多野に移る際には、これからやる新しい仕事を、これまでの自分の仕事の延長線上での「自己実現」の発展、ととらえていたのは事実である。

私はこの箴言の前で、しばらく雷に打たれたような身震いを感じて、立ち尽くした。このいとも簡単な公理こそ誰もが言ってくれなかった言葉だった。「自己をつらぬく自我が存在するなどと思うことは錯覚だ」と言われたわけだ。そしてそれを〈錯覚〉だと悟ることが、真の自己否定には必要だったのだ。

この箴言によって、私は肩意地はった自己実現など、タカが知れたモノだと思うようになった。それ以後の私の人生、処世は、自分では随分変わったと思う。

■フィールド・ワークの楽しみ

百年以上も前に明治政府の中枢をなす人びとが、岩倉使節団として一年半かけた調査旅行をしたわけだが、これがフルベッキという科学者によってスケッチされた原案に忠実に実行されたことは、日本のその後の近代化のために大変幸運であった。つまり多数の書記それぞれが毎日克明にその日の見聞を記録し、それを久米邦武という美文家が五年間かかりきりで纏めたわけだ。久米邦武はフィールド・ワークの基礎的な感覚を持っていた。ゆえに記録は客観的な事実の記述と、それから引き出された感想とに区別された。

一方、コクトーの場合は一九三六年という第二次世界大戦の寸前に、八十日の世界一周旅行のなかで日本で過ごしたのはわずか五日間であった。とはいえ、短期間のうちに日本の本質的な特徴を知ってもらうために、堀口大学という仕事の上での年来の共同研究者が付ききりで、たとえばまず明治神宮に案内し、そこで日本人の持つ「厳粛で簡潔な特質」を瞬時に悟ることが出来るなど、また彼の得意とする演劇や美術についても適切な案内人を得ている。

コクトーの場合、もともとフランスのパリ・ソワール誌との契約で、旅行の途中でも日刊紙に報告することを条件に派遣されていたのだからその時どきにリポートを本国に送りつけている。そのせいもあって、日々面白い観察や推論を要求されていたわけで、どうしても印象記の観を免れないが、それにしても、日本という当時の西洋人にとっては全く正反対の生活、文化を持つ国家と民族について、驚くほど的確に判断を下し、さらに日本の将来についても極めて暗示的な予言をしている点はコクトーの直感力の凄さを感じる。

この二つの報告とは比較にならないが、私の丸三ヵ月の世界一人旅は、一種の東西比較文明論の野外演習（フィールド・ワーク）としては十分役に立った。私の場合は、このときにはすべて一人で経験し、観察しなければならなかったが、その後の何回かの海外渡航、とくに中国への旅行の場合、言葉の点での不自由は英語圏よりも大きかった。が、そこは漢字という同根の言語を持ち、よき同伴者に恵まれ、私自身も中学時代の「漢語」の授業がこれほど役に立つとは思ってもいなかった。

お陰で、期間は短かったが、回数を重ねるにつれて、中国で起こりつつあることの本質的な部分については、結構把握できた。ましてそれが医学、医療に関することである場合は、日本のかつて経験したそれと比較することにより、類推の可能なことが多かった。その意味でチャイナ・ウォッチングは大変刺激的な勉強であった。

今後もう少し中国について勉強したい、というのが現在の気持ちである。というのはこれまでの経験から、日本人にとって中国を知ることは、その逆の中国人が日本を知る必要よりもさらに大きいのは否定すべからざる事実だと思うからである。

■ヨーロッパとアジア

一九八〇年代になって、ＥＵがまだＥＣと呼ばれていた頃に、「イギリス人がイマジネーションをもち、ドイツ人がユーモアを解し、フランス人が自己主張をやめ、イタリア人が決められたことを守り、オランダ人がケチでなくなったら、ＥＣは初めて成立する」というジョークがあったそうである。しかし旅をすればそれは、イギリス人は目に見えることしか信じないだけであり、ドイツ人の固苦しさは几帳面の現れに過ぎず、フランス人はテラスで議論を楽しんでいるのであり、イタリア人は規則通りやることが嫌いなだけのことなのさ、とわかる。いまやそれぞれの気質が変わったわけでもないのに、ＥＣはＥＵとなり、通貨は統一され、さらにＥＵは加盟国の拡大に向けて走りつつある。現在主要国はＥＵ憲法の批准をめぐって足踏みしているが、この大きな流れは決して逆戻りはしないだろうし、彼らは未来のために、子孫のためにヨーロッパの統合に向けて前進するだろう。

そこでわれわれアジアはどうなるかだが、アジアの統合は現状のままでは、とても難しいことのように見える。しかし私はこの三ヵ月の世界一周の旅を初め、二十回近い欧米の滞在や旅行と、十回近いアジアの旅行経験からよく考えることがある。

とくに中国との数年に一回ごとの長期的な交流の経験と、チャイナ・ウォッチャーを自称する一人としての感想を含め、またあの忌わしい戦争を経験したものの一人として、私たちの子供のために、孫達のために、実行可能な楽観論を最後の締めくくりとして述べてみたい。

たしかにヨーロッパ統合の成功は、実に多くの戦いと失敗の積み重ねの上に成り立っているわけだが、アジアの諸民族も、既にヨーロッパ人と変わらないくらいの長い交流と多くの失敗を重ねているのであり、今はこれらの失敗から真剣に学ぶべき時代に入っていると思う。

第四章でも述べるように、まだまだ発展を必要とする中国が現在もなお何よりも欲しいのは平和と国際的安定であろう。日本だけが平和を欲しているのではない。このことを長い歴史の流れとして理解するならば、日本と中国の間には、多少の軋轢はあっても、対等の立場で、相互に補いあって、発展する以外に道はないのである。

【参考文献】


横光利一『旅愁』改造社、一九五〇年。

ピエール・デグローブ編『リルケ詩集』大山定一、伊吹武彦、芳賀檀訳　創元社、一九五一年。

フェルナン・ブローデル『都市ヴェネチィア』岩崎力訳、同時代ライブラリー、岩波書店、一九九〇年。

田中彰『特命全県大使米歐回覧実記』（一）〜（五）岩波文庫、一九七八年。

『新潟大学脳研究所神経内科同窓会誌』（椿忠雄先生退官記念号）椿忠雄教授退官記念事業実行委員会、一九八一年。

ヘレン・クレイプサトル『メイヨーの医師たち』加地正郎・菅正明訳、近代出版、一九八二年。

和辻哲郎『イタリア古寺巡礼』岩波文庫、一九九一年。

高田誠二『維新の科学精神「米欧回覧実記」の見た産業技術』朝日選書、一九九五年。

西川長夫・松宮秀治『欧米回覧実記を読む――一八七〇年代の世界と日本』法律文化社、一九九五年。

京都大学百年史編集委員会編『京都大学百年史』京都大学後援会、一九九七年。

川勝平太監修、ポール・スノードン・大竹正次『イギリスの社会――「開かれた階級社会」をめざして』早稲田大学出版部、一九九七年。

田中彰『岩倉使節団「米欧回覧実記」』岩波現代文庫、二〇〇二年。

イアン・ニッシュ編『欧米から見た岩倉使節団』麻田貞雄他訳、ミネルヴァ書房、二〇〇二年。

潮木守一『世界の大学危機——新しい大学像を求めて』中公新書、二〇〇四年。

三木英治『コクトオの旅日記』金沢文学文庫、二〇〇四年。

西川正也『コクトー、一九三六年の日本を歩く』中央公論社、二〇〇四年。

長谷川居至洋「全共闘運動論」二〇〇四年度卒業論文。http://www1.quolia.com/ktyamamoto/

前田年昭「全共闘運動検証の契機に」『週刊読書人』第二六五一号、二〇〇六年一月。

小阪修平『思想としての全共闘世代』ちくま新書、二〇〇六年。

第2章

「難病センター」のあゆみ

序詞「**伊吹山**」

京都から新幹線で東京への旅
仕事が何であれ私の心は弾む
それは琵琶湖を過ぎてすぐ左手車窓に
旧友のような伊吹山に会えるからだ

シベリアから一直線に南下する猛烈な寒気団は
山陰の山なみにたっぷりと嫌みな雪を吹き付ける

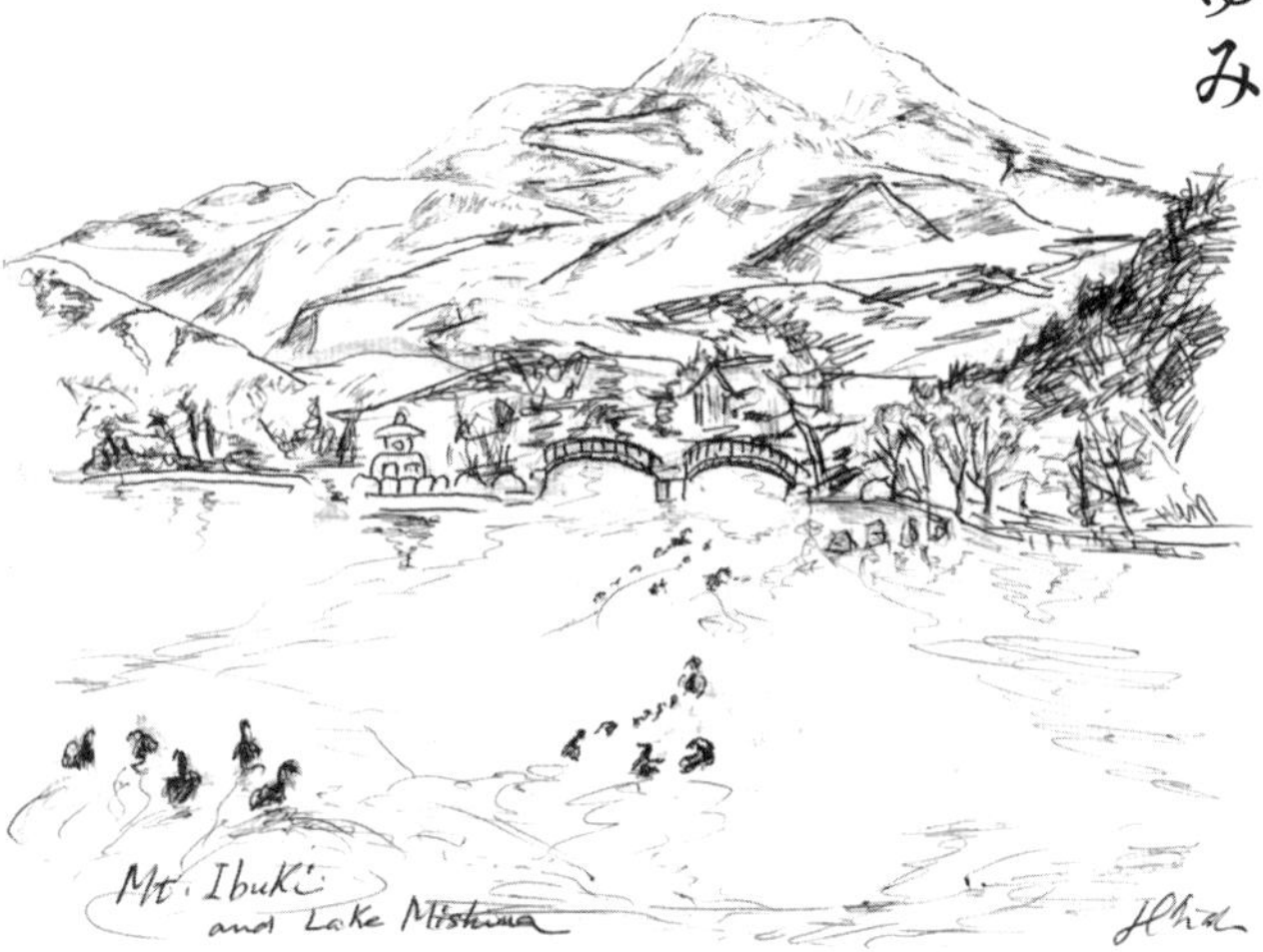

そこをすり抜けた寒波にとっては最後の砦
それを全身で受け止めるのが君だ

君は富士のように高くもなければ
シンメトリーでもない
見る角度によってバラバラじゃないか
どうして君はそんなに痛めつけられたのだい

日本海からなだれ込んだ寒気団の身にもなって見給え
たった一人君が居座っているおかげで
南の国濃美平野にも辿り着けず
君にやけくその雪を投げつけて果てていく

君は吹雪と霧の視界不明のなかで
自分の小さいが大きい天命を知り
春のくるのを信じてうずくまっている
伊吹山はどっしりと座り込んだ雄牛だ

（二〇〇四年十二月二十七日『回想詩集』より）

1　一人からの出発――京大時代（昭和三十四〜五十年）

■神経学への道

私は昭和三十年から三年間、第二内科から高松日赤内科へ赴任して、一般内科の実地を終えて、いよいよ専門を決める時期になった。私は神経学がやりたかった。この頃、京大では隣の第三内科に神経グループがあったのだが、私はそこの教授の「神経学」が観念的で、独善的なドグマに縛られていることが直感的に判っていた（私の直観どおり、この教授は後に、スモン・ビールス説に固執して、学問的に汚点を残してしまった）ので、自ら「一人でゆく道」を選ぶ以外になかった。

第二内科の恩師、三宅儀教授の専攻は内分泌学であったが、内科学は分化がいまほど激しくなく、「大内科」には消化器や血液、免疫系などのシステムを専攻する人たちも大勢いたので、一人ぐらい変わったことをやる人間がいても良いと考えておられたらしく、それを許可された。ちょうどその頃、鳥取大学医学部の下田又季雄教授が、間脳・下垂体・内分泌系の異常が脳波で判るという精力的な研究をされていたので、それを調べてみるようにとの指示であった。したがって「内分泌疾患の脳波」が私の研究論文のテーマになった。しかしいろいろと文献をあさっても、甲状腺についてのR・シュワッブ教授の論文ぐらいで、あまり説得的な論文はなかった。

内科で脳波をやる人は極めて限られていて、同様の研究は大阪大学第二内科の築山一雄先生の一門だけであった。結局、私の多数例での経過を追っての検討では、下田先生の主張されるような密接な因果関係はなく、甲状腺疾患とアジソン病などで、基礎律動波に甲状腺ホルモンや副腎皮質系（または糖代謝異常）疾患の液性異常が反映されるぐらいの結果しか出てこなかった。

教室の研究発表会でも、「ヒトの頭皮上からの脳波では脳の深部の異常は癲癇のような突発性異常（脳波的には「スパイク」と呼ばれる）以外には出て来ないものである。脳波でそれを捉えようというのは〈深海の異常を海上の波を眺めて判断しているようなものである〉」といったら、三宅教授は苦笑いをされていたが、いざ論文を提出すると、「一、二、三篇の順序を変えるように」という以外は全く原稿には手を加えられずに学位論文はパスしてしまった。

■三宅儀先生の思い出

三宅儀先生は昭和三十二年、京大第二内科教授として岐阜県立医科大学から移ってこられた。先生はご自分の京大での助教授としての長い下積みの期間があったので、下の人に対しては極めて温情的ではあったが、仕事の面では時には厳しいこともあった。

私の大学院四回生の頃、三宅教授は教室の西村敏夫講師と、私と、私の同友生の小松隆先生に「神経性食思不振症」というテーマで、ある雑誌の依頼原稿を任されたことがあった。私の分担分は「その臨床像」であった。この病気は現在では心因性のものが多いことが一般に認められているが、間脳・下垂体系が器質的に破壊されたときの羸痩症《るいそうしょう》（シーハン症候群などが良く知られている）と区別困難な症例もある。三宅先生はこのようなケースを内因性羸痩症“endogenous leanness”と呼ぶことを提唱されていた。私はそのことを知らないわけではなかったが、当時の文献をあさって、この病気には必ず何らかの心因が先行することから、“pituitary blackout”（下垂体性〈灯火管制〉）という表現が適切なように思われたので、それを強調する原稿を書いた。それをご覧になった先生は怒って論文を没にされてしまった。

当時の大学の常識からすれば、私は異端児ではあったが、自分は間違っていないと信じていたので、あまり気にはしていなかった。それから暫くして先生に呼び出されて、「今度の臨床講義に癲癇の症例を提示するので、その準備をするように」と言われた。臨床講義は三、四回生の学生を対象にした教授の講義である。教室員はその資料を揃えたり、データを準備したりする役目だった。私は当時大学院生のアルバイトとして、滋賀県水口の精神病院の内科へ週一回一泊二日で行っており、そこに付設された万葉園という心身障害者施設で、多くの癲癇患者の脳波をとっていたので、自分なりの症例の経験をしていた。それを基礎に癲癇の臨床と分類などを多くのスライドにして持っていき、講義の前に教授室でスライドの説明をやった。

私の説明を黙って聴いておられた先生は、にこにこしながら「私より君がやったほうが良さそうだ。やってみなさい」と仰った。まだ大学院を終えたばかりだった私はびっくりしたが、お受けするしかなかった。教授は大講堂で簡単に私を紹介した後、一番前の席で学生に混じって腰掛けて、私のつたない講義に耳を傾けられた。その先生の懐の深さに、私は本当に感激した。

先生は内分泌学を一生の研究課題とされていたように思われているが、実は学生時代にすでに基礎の神経生理学教室に入って「ヘルムホルツの視覚研究」や色彩論などの論文を発表されていたことはあまり知られておらず、ご自分からも仰ったことはなかった。

その後、三宅先生は二年間病院長を務められた。その間に京大医学部が他の大学と比べて異常に助手の定員が少ないことを何とか是正しようとして、大学レベルでの技官（非常勤）の増員を試みておられたが、他科の協力を得られず、挫折して教授定年を迎えられた。

三宅先生から教わったことはたくさんあるが、なかでもその教育者としての姿勢について多くのことを教えられた。先生は百人以上の教室員のすべてに常に公平であろう、と努めておられた。しかもそれぞれの弟子の特徴に合わせて、いわゆる殺し文句を実に巧みに使い分けておられた。これがご自分の体験からしみだしたようにピッタリのものだから、誰もが「自分だけは特別なものとお考え頂いている」というように信じられた、本物の教育だった。

われわれは、その後、大学紛争を迎えたわけだが、おそらくその頃まで先生が院長職におられたならば、「紛争は一人の力では止められなかったとしても、紛争終結後の京大医学部は少しは変わった形になっていたのではないか」とよく話し合ったものである。

■神経免疫学事始

その頃、日本の神経学は揺籃期にあり、いまでいうトレーニング・カリキュラムは九州大学（主任黒岩義五郎教授）以外になかったので、昭和三十九年から二年間、米国ミシガン大学で脳波、誘発電位の仕事をする合間に、レジデントに混じって臨床神経学の勉強をして帰って来た。

帰国後、最初に三宅先生の後任の深瀬政市教授にお会いすると、「君は何をやりたいのか」と端的な質問を受けて、「私は神経内科でメシが食いたいのです」とこれも率直に申し上げた。しかし教授は「神経なんかでメシは食えない。第二内科での研究は免疫に限るつもりだ。これからは少なくとも二つの専門を持て」と宣言された。この教授の意見は、いまから考えるとそれなりにもっともなのだが、私にとっては大変、このままでは京大第二内科にいる必要がないと言われたようなものだった。

必死で臨床神経学のなかから免疫に関するものを渉猟し、やっと重症筋無力症が浮かび上がってきた。当時の日本では珍しかったこの病気は胸腺を取ると良くなることを、昭和三十五年に英国のシンプソンが五百例近い患者の追跡調査により明らかにし、この病気の原因として胸腺からの抗体の関与を予言していた。当時これは仮説としても大胆すぎて英国でも受け入れられなかった。

昭和四十二年から始まった大学紛争は、医学部ではその前近代的な教授支配構造のために、一層激烈なものとなり、京大でもすべての研究室はバリケード閉鎖された。深瀬教授はとくに管理的意識が強かったので、無給医と全共闘の集中砲火を浴び、教授も当直をやり、ベッド数が半減、という困難な時期がきた。教室は助教授以下、途方に暮れて紛争の火の手が消えるのを待っている状態だった。しかし私は深瀬教授とは距離を置くことを恐れなかったし、一方では一人の医師としては患者さんのためになる仕事は続けるべきだ、と「助手会」でも主張した。

そこで「筋ジストロフィー親の会」の献身的な援助を受けて、広谷速人（整形外科講師）、北条博厚（小児科）らと語らって「京大ミオパチー研究会」を立ち上げ、京都府からの援助を得て、京都府の北部まで筋ジス検診のキャラバンを組んだりした。

病棟内の不要になった薄暗いレントゲン室を、外来診察室に転用し、そのなかに金網でシールドされた鳥籠のような筋電図室を、わずかな研究費で作った。そこで数人の後輩とともにパーキンソン病や筋ジストロフィーなどの専門外来を毎日やった。よく大学が黙認してくれて、あれだけ大勢の患者さんに我慢して通って頂けたものだと不思議な気もするが、この頃、原因も治療法も判らない難病の患者さんを何とか診られる所が皆無であったということでもあったろう。

紛争が終結した後の第二内科の病棟には、いわゆる自己免疫性疾患（SLEやリューマチ性疾患など）の患者さんがあふれていたので、臨床神経学や筋電図などを独学しながら、免疫学のイロハを勉強してみた。不思議なもので、一つのことを十年もやっていると、稀だといわれていた筋無力症の患者さんが百例近くも集まった。

日本ではまだ誰もやっていなかったACTH短期大量療法や抗筋抗体の蛍光抗体・組織染色法などを試みてそれなりの良い成績を得ていた。また胸腺摘出術についても比較的多数の症例を経験した。そこで私は教室の多くの研究に支えられて、日本ではいち早く「重症筋無力症の胸腺‐自己免疫説」を打ち上げたが、当時の日本神経学会からはかなり強烈な批判も受けた。しかしお陰で、助手の身分でありながら、他大学の偉い先生方からは一人前の研究者として扱って頂けるようになり、昭和四十七年からスタートした厚生省の難病対策でも、重症筋無力症の研究班員に加えて頂いた。この研究班は初代班長は宇尾野公義先生、二代目が里吉栄二郎先生である。ここで多発性硬化症研究班と合体して、「免疫性神経疾患」の研究班となり、この班長に井形弘昭先生が就かれ、そのあとを私が継ぐことになるのだが、当時は考えてもみなかったことだった。このことについては後述する。

この時期に、特筆すべきことは「クロー・深瀬症候群」として世界的に認められるようになった一つの症候群を発見するという、神経内科医としては望外の幸運にも恵まれた。これについては最近、日本内科学会百周年記念号の「神経学特集」で、〈日本人の貢献〉として取り上げられ、私が執筆した。

2 「種子を播く」——北野病院時代（昭和五十〜五十三年）

■木島滋二先生との出会い

深瀬教授が初代の島根医大学長に転出された時点で、私は大阪の北野病院木島滋二副院長の下に内科部長の一人（神経内科担当）として、大阪まで毎日通勤することになった。

木島先生は、昭和十二年京都大学を卒業され、京大第二内科に入局。戦中は北支に転戦され、帰国後、病理学教室に入られた。その後、神戸市民病院の内科医長として、多くの臨床研究と若手医師の育成に力を入れられた。

その業績から、三宅先生の強力な推薦を得て、岐阜医大の内科学教室の教授に就任された。しかし当時の岐阜医大内部の「植民地反対運動」にぶつかって、さっさと教授職を投げ出された。

昭和四十二年から北野病院内科部長に就任されるや、当時の内科の分科と統合を臨床の場で融合させるために、自らの権限を神経内科に限って、残りの循環器、消化器、呼吸器、内分泌・糖尿病、血液・免疫にそれぞれ適任者を部長に迎えられた。一方、三つの病棟に各病棟医長を配し、医員は病棟に所属して、全科の豊富な症例を経験出来るようにし、また頻繁なＣＰＣや症例検討会を経験出来るように工夫されていた。これらは北野病院方式として知られるようになった。

北野の場合、各科が外来に医局を持ち、比較的たくさんのマンパワーを使えるようになっていた。北野病院全体が一種のワークショップ中心の専門店方式で、コ・メディカルの人びとも実に協力的で、部長は一般外来・専門外来と最先端の臨床の勉強に専念すれば良いようになっていた。

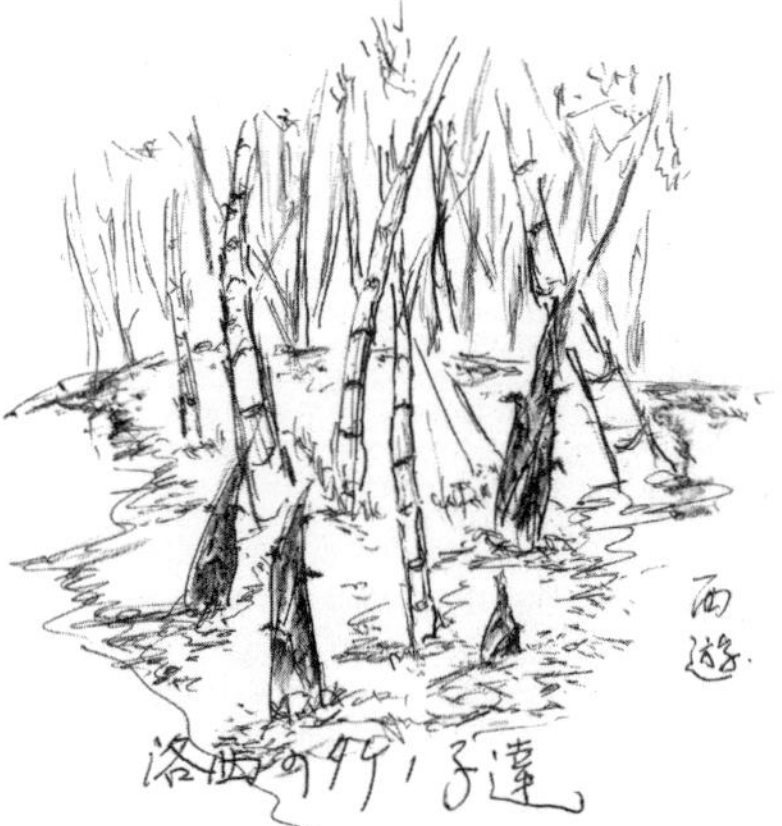

木島先生のゴルフは年季が入っていたし、先生の主導で頻繁にコンペが行われていた。ゴルフはお遊びの好きな人びとと交わるのには最適だった。私は初めはゴルフにとりつかれそうになったが、残念ながら時間がもったいない気がして、このときはさっさと脱落してしまった。先生はまさに文武両道の達人だったし、部長夫人の会は才気煥発な木島愛子夫人を中心に組織されていた。

木島先生は関西が気に入っておられたので、私に神経内科部長を譲られた後は、チェアーマン的な立場でゆっくりされるお考えだったが、静岡労災病院の近藤鋭矢前院長より慫慂《しょうよう》されて、静岡労災病院院長に就任された。のちに浜松労災病院と名称変更されたのも、木島先生の地域住民の考えを尊重されてのことで、先生らしい合理主義の現れだった。浜松へ移られてからも、私たちのことをいろいろと気配りされて、私が宇多野へ移るときにも激励のお電話を頂戴した。

先生は多重がんの転移で、七十一歳で亡くなった。死期を覚悟されて、死後のことも、すべてご自分の指示の通りにやれるように準備され、同級生の日野原重明先生と自分の死について語り明かされたり、まさにサムライらしい立派な最期であった。先生の辞世の句は「秋晴れや　見知らぬ国へ　いざ旅に」であった。

■北野での日々と夢

北野病院は京大の大阪における出店の感があり、大阪人の信用も厚く、部長会の和と、優秀な若い人たちの向学心と、パラメディカルの活気により巧く運営されており、私は北野病院で一生を過ごし、骨を埋めてもよいと考えていた。

私が赴任して暫くした頃に、厚生省の斡旋で、「自賠責保険協会」のだぶついた余剰金で、全国の大学病院に一挙に多数のCTを購入するという動きが明らかになった。私が赴任するなら、北野へもついて行く、と来られた放射線科田中寛先生がこの情報をいち早くキャッチされていた。すぐに菊池武彦脳外科部長にも相談したが、「私が動くと反対が多いので……」と遠慮されたので、私は内科の同級生で、北野の先輩の八幡三喜男部長などと計らって、「CT導入は、本院の関西広域センターの役割や、医師およびパラメディカルの士気に影響する所大である」と建議書を長石忠三病院長に提出した。長石院長は以前には、がんセンターを北野病院に導入したいと考えておられたようだが成功せず、その代案としてCT導入に方向転換された。結果的に全身型CTが日本でも最も早い時期に導入されて、北野の診療機能のかさ上げに成功した。

臨床面でも、米国留学より帰国早々の今井輝国先生（のちに天理病院を経て北野病院副院長）や剖検率八〇%という凄い記録を持つ小川道子先生（のちに浜松労災病院部長）らの協力で、北野病院の神経内科の認定医合格者数は、大学病院に引けをとらないほどになった。

北野病院ではわずか三年間に、筋無力症の患者さんを五十人近く診療することになり、胸部外科の倉田昌彦部長の緊密な協力により、胸腺をなるべく完全に取ってもらったところ、胸腺摘出術の成績も京大時代よりも良くなった。

この頃、筋無力症の患者の血中に筋無力症状を引き起こす血清因子が存在することは既に推測されていたが、それがアセチールコリン受容体蛋白に対する抗体であることが明らかになってきた。その半定量的バイオアッセイ系に神経毒が必要であった。私は北野病院にレジデントとして来てくれた中尾一和先生（現京大第二内科教授）にヘビ神経毒の入手出来るところを探すように話した。彼は学生時代に既に早石教授の下で生化学の基礎知識を充分に持っていたので、私の示唆ですぐさま調べて、当時京大薬学部で地味な動物毒素の研究を続けておられた林恭三助教授（後岐阜薬科大学教授）を〈発見〉した。彼は早速、林先生の指導を受けていた太田光熙先生（宇多野病院検査科より神戸薬科大学教授へ転出）との共同研究を行い、蛇毒を用いた重症筋無力症の抗アセチールコリン受容体抗体の測定法の開発に、わが国で最初に成功した。

これらの成績は昭和五十二年にオランダ、アムステルダムで開かれた第十一回世界神経学会に、その他の数題の演題とともに発表し、われわれはKitano Hospitalの名を世界に発信して来たかのように、まるで凱旋将軍のように意気揚々と帰って来たものである。

私はこの同じ年に、もう一度ヨーロッパに行っている。第一章に紹介したメイヨーでの情報を手掛かりにして、京大第二内科で単一筋繊維筋電図が吉川君により研究されたことは述べたが、その後、偶然にもスウェーデンのストールベルグ教授が日本臨床神経生理学会（福岡）に招かれて講演した。そのとき、彼は一九七七年二月にこの領域での初めての単行本を出版する前に、世界中のこの問題についての専門家の意見を聞き、討論する小さいミーティングを持ちたいので参加してくれと言われ、後から招請状を送ってきた。吉川君とも相談の上、私が参加することになった。真冬のウプサラは本当に寒く、滞在の一週間、日中も太陽を見ることもない毎日だった。

会議はストールベルグ教授と共同研究者チェコのトロンテリー教授を中心に参加者は二十人余りで、ヨーロッパ全土からと米国一人、日本一人という小さなグループだったが、快適で、刺激的な毎日であった。そこで彼の始めた単一筋繊維筋電図法が神経筋繊維と、その接合部の時間空間解析に新しい概念と情報を齎すことが、専門家の間でも共通に認められることになった。われわれの筋繊維の伝導速度の測定法も多くの疾患の病態研究に利用可能なことが認められた。

私はその間も京大の非常勤講師として、神経外来を維持して、久野貞子（現国立精神・神経センター武藏病院副院長）、大井長和（現倉敷中央病院部長）、立岡良久（元京都市立病院神経内科部長、開業）らと一緒に診ていたが、宇多野病院の将来を予感していたので森宗勧（のち京都リハビリテーションセンター所長）に赴任を薦めた。彼が厚生省疾病対策課課長補佐に出向した後任には、すぐに久野貞子を口説いて神経内科医長として赴任してもらった。北野病院から赴任した小西哲郎（現宇多野病院副院長）、北野治男（後開業）、池上佳典（現亀岡むつみ病院副院長）のトリオが、宇多野の一番奥にあった古い木造の病棟で、京大の神経外来から送り込まれた難病患者の治療活動を始めた。

後から考えると、この三年余りの間、京都から通いながら臨床、研究、学会発表（脳のシンポジウムなどの）、論文投稿などをこなし、一方では週一回の京大第二内科神経外来と宇多野病院の回診をこなすことが、どうして可能だったのかと不思議になる。周囲の関係者の温かい理解があったことは言うまでないが、おそらく過去十年の間に何時とはなく、自分の時間を自分でマネージすることを自然に覚えられたのだろう。またそのときの最重要課題に集中して、後は共同で仕事をしてくれる人を信頼して任せてしまう、というスタイルを身に付けたお陰だろう。これには問題もあることには気が付いていたが、ストレスを抱え込まない自己管理法だった。

この間に、京都大学は東京から亀山正邦先生を老年科教授として迎え入れた。臨床系に東大卒の方が教授になられたのは珍しいことだった。老年科には以前からよく知っている人も多かったので、私は外野席から応援する立場であった。先生は大変シャイな紳士であり、その学識と人徳によって、多くの若い医師たちが集まって来た。私にとっては、関東の先生方ともお付き合い願える機会になり大変ありがたかった。しかし一方では神経難病の患者さんの長期的な経過を、北野のような急性期疾患中心の病院で追跡治療するのには限度を感じていたのも確かである。

話は少し遡るが、第一章で詳述したように私が京大の助手をしていた昭和四十六年に、岡本道雄医学部長のご厚意により科学技術庁の短期在外研究員として、世界各地の神経研究施設を視察する機会を与えられた。のちに国立精神・神経センター総長となられた里吉営二郎先生のご紹介で、英国のウォルトン教授の主宰されていた「神経筋疾患のメッカ」、New Castle upon Tyne 大学の付属病院を見学し、その研究と臨床の新しいタイプの結合形態に強い感銘を受けて、早速、「筋ジストロフィー病棟」を造られたばかりの宇多野病院の城鐵男院長にお手紙を送ったことがあった。それを覚えておられた城先生は、国に難病対策の受け皿が必要となり出した昭和五十一年頃、「西日本難病センター構想」の作成を依頼され、私は北野の多忙な毎日のなかで、難病などの慢性疾患に対する新しい病院形態があるはずだと考えて、全く夢のようなプランを、次の世代のために遺言を書くような気持ちで作った。

その骨子は、難治性疾患を対象にして、京都というフィールドに根を下ろして、臨床と研究の両立を狙ったものであり、プロジェクト制などを取り入れて柔軟な開かれた組織で、いまから考えても先進的な内容であった。この案は昭和五十二年三月に、城院長から厚生省医務局長宛に上申されたが、手応えはなかった。

■建築としての病院

病院というのは本来、清潔で奇麗な職場であるべきだが、実際はそうではない。北野病院は昭和三年に本館が出来、中新館、新館と次々に増築はしていたが、患者数の増加には追いつかなかったので、絶えず小さな改築で、潜水艦のなかのようにパイプが天井を這い回り、壁は何度も塗り直していて、いわゆるアメニティは最悪であった。

私も毎日の通勤途中にも何とかならないものだろうかと、扇町公園の周りを調べてみたことがある。すぐに気が付いたのは立地条件は文句がないくらい良い。土地は大阪市からの借地が大部分だから、他の市立施設との等価交換が可能なはずだ。周りには大阪市の所有地としては、病院の南北に二つの中学校がある。さらに西側には当時は大阪市立度量衡研究所など適当な敷地はいくつもあった。北野ほど地域の住民の役に立っている病院のことだから、公的病院としての機能を十分に発揮させるために、という論理も成り立つ。私は思い切って、当時の佐藤愛二副院長に聞いてみた。先生はもちろん、問題点はよくご存知だったが、「それは虎さん（産婦人科下村虎男部長、前副院長）ほどの政治力が必要でしょうね、私には出来ませんわ」で終わってしまった。

それが、いくつもの変遷の上、私の同級生の高月清君という適任者によって、右に述べた二つの中学校の統合のお陰で、最適の地に見事に新築されたことは、おめでたいことである。

昭和五十一年頃、私は月に一回、倉敷中央病院の神経内科の嘱託として、若い先生の勉強の指導に行っていたことがあった。そこの頼本節雄《よりもとときお》事務部長は、元はこの病院の経営母体のクラボウの工場長であった技術畑の人だが、実に視野の広い事業家肌の人だった。

人事管理も巧く、医者を捕まえて「この病院よりも高給を出す病院があれば教えてくれ。私は最高の医師に来て頂きたいから、それに見合った給与を出すつもりだ」と公言していた。

オイルショック後という困難な時期に、病院を全く新築した。その南仏風にオレンジ色の瓦屋根で統一された瀟洒な建物群は、倉敷の町並みによくマッチしていた。当時の建築雑誌に紹介され、その年のベスト建築賞を獲得した。その裏には実は、この頼本事務部長の豊富なアイディアが採用されていた。

私は彼と月一回会って話を聞くのが楽しみだった。彼は工場長時代の経験をそのまま病院経営に持ち込んで、病院から「音・光・匂い」の「三悪」を追放すべきだという。

「音」は、まず夜中に熟睡も出来ない患者さん方に、ばたんばたんという部屋の開閉音をなくすべきだと言い、当時はまだ珍しかった横滑りで、上吊りの大きな一枚ドアーを付けさせた。これによって同時に敷居の桟というバリアーもなくなり、開閉は静かになり、患者と衝突する危険もないわけである。ちょうど倉敷市の真上をジェット機が通るときの防音のために窓はすべて二重にさせた。

「光」についても室内はもちろん廊下のすべてに至るまで、直接照明も蛍光灯もなくして、反射光による柔らかな光にした。各ベッドの枕明かりもデザインと機能性が優れているという理由で、オランダから直輸入した伸縮自在のアーム付きの電灯を付けさせた。

ついでに言うと、色彩についても「なぜ日本の病院は白に近い色しか使わないのか判らない」として外壁はもとより、廊下も壁もオレンジ系の暖色を主にさせ、さらにチャームポイントにはスペイン製の陶版を埋め込んでしゃれた感覚を持ち込んだ。その点は最近では日本も少しは良くなり、適当な絵画を陳列してある病院が多い。それはそれで悪くはないが、ホテルでも同様だが、その配列には適度さと統一性が要求されるだろう。

彼は日本の病院の「匂い」に対する不感症を指摘し、便所や汚物処理場のドラフトを完璧にして、それまでの日本の病院では避けられないと考えられていた便所の匂いを完全に追放した。

霊安室には夜伽が出来るような、しめやかな雰囲気が必要だと考えて、随分凝った部屋を作らせていた。このような病院設計の裏にあるのは、倉敷レーヨンの創始者、大原家一族の社会的な姿勢とヒューマニズムであろう。頼本氏は平成十六年に亡くなったが、彼の仕事は昭和五十年代の初頭の病院建築のモデルを作った人物としてとして長く評価されるだろう。

3 「人材は猛獣か」――国立宇多野病院の改革（昭和五十三～平成六年）

昭和五十年代の初め、国立療養所には減少傾向とはいえ、まだ多数の結核患者が入院しており、管理者は結核専門医の集団と、親方日の丸の組合の双方の挟間で、深夜におよぶ不毛な団交を積み重ねる毎日であった。京大のある教授は定年後の院長職を慫慂され様子を見に来られたが、外来の窓という窓にアジビラが貼られているのを見て、断念されたそうであった。

そんな所で難病の治療や研究がまともに出来るのか。私自身も動くかどうかは大分迷ったが、厚生省の審議官大谷藤郎先生（のちの医務局長）と畏友井村裕夫君（京大教授、のちに総長を経て科学技術会議常任議員）の勧めと、迷ったときには「困難な道を選ぶ」という私のプリンシプルで国立療養所宇多野病院に副院長として赴任することを決意した。大阪での三年間、出身大学は違ったが「大阪難病研究会」などでお世話になった阪大第二内科の西川光夫教授に辞任の挨拶に伺ったら、「どうしてまた国立療養所へ」と驚かれた。

赴任早々、スモンの国家補償問題が大詰めを迎えていた。厚生省の前には全国から集結した患者団体が連日座り込むような騒然たる時期に、組合や以前からの呼吸器専攻の先生たちを説得して、関西におけるスモン・センターを宇多野が引き受けることになった。

ここで城先生らと作った「患者指向性の特色を持ち、大学並みの高度な臨床研究部を併置した難病センター」案が突然日の目をみることになった。これは当時の本省療養所課の北川定謙課長、広瀬省課長補佐、整備課の山口輝男主席専門官などの強力な援助のお陰でもある。

ここで、当時いろいろと論争があったスモン・ビールス説に対する私の受け止め方を述べておくのも良いかも知れない。というのも京大のスモン・ビールス説はあまりにも有名であったが、私は何か違う、という印象を持っていたからだ。以下の文章は昭和五十六年、同級生のクラス雑誌に投稿したものであり、そのまま引用したほうが良い（一部重複する部分のみ省略した）と考えた。

「スモン所感」

スモンのことは、昭和三十年代から四十年代前半に医業をしていた者、ことに内科医にとっては、薬害についての極めて強烈な実地教育であった筈である。「あった筈」と書く理由は、そこから大切なことを学んだとは思われないような医療が、その後も色々な形で続出しているためである。即ち、「スモン問題は医療の側からみるとまだ終わってはいない」と思われる（中略）。

しかし、私はスモンのキノフォルム説が出る前にも、これが一つの「自然が作った病気」としてはおかしいということが絶えず頭のなかにあった。その理由は、スモンを一つの病気と呼ぶには余りにも多種類の相互に無関係な病因、基礎疾患に続発しており、その起こり方にも一定のクロノロジー（時間的流れ）を持っていないという点である。このクロノロジーについての考え方は、原因不明の病態について臨床医が推論していく時、極めて重要な手掛かりであると私には思われる（中略）。さらにスモンが日本にしかないという点も私には甚だ奇妙に思われた。これまで本邦にしかない病気とか新しい疾患といわれたものは、大抵何かの間違いか、勉強不足か、あるいは人種差、習慣の差や疾患のヴァリエーションなどに関する理解の浅さの結果に過ぎないことが如何に多いかを思い知らされていたからである。

当時、私は（第三内科の）藤原哲司君に「スモンと薬の関係について十分に洗ったのか」と聞いた所、彼は抗生物質のカプセルの成分に至るまで検討されたが、すべてネガチブであったと話してくれた。しかし、もし百人のスモン患者のすべての投薬内容とスモン発症の関係を調べるという単純な作業が綿密に行われていたら、あるいはキノフォルムはもっと早く一つの容疑者として浮かび上がっていたかも知れない（中略）。

昭和四十五年四月、岡山の第十一回日本神経学会のシンポジウム「腹部症状を伴う脊髄末梢神経障害」で、東大の豊倉、塚越、井形の三氏は、キノフォルム――緑舌――スモンの因果関係を強く示唆された。このときの学会は私にとって二重、三重に意味深いものであった。それは京大紛争の余波がまださめず、学会に参加発表するのは学問には無関係なばかりか、既成学会をもり立てる行為であるとする三派的意見が強かったため、ほとんど京大からの参加も出題もなかったが、私は私なりの考えで参加した。この学会から京大へ帰ってくるなり、同級生でスモンのために第二内科へ入院していたM君の緑舌を診てハッとした。カルテを見ると確かにキノフォルムが入院当初から投薬されているではないか。その日から、キノフォルムを抜いてもらって進行を止めることができたことは不幸中の幸いであった。

それからすぐに、私は関係していたスモン患者のすべてのカルテを調べて、両者の密接な関係について私なりの意見を持つことができ、ビールス説は、あまりにも臨床経験からかけ離れているという印象を持った（中略）。

今年の六月、スモン病棟（定床四十床）および臨床研究棟（千七百平方メートル）が完成し、二十人以上もの超重症あるいは種々合併症を抱えたスモン患者を診るようになったこの頃、「スモンはまだ終わっていない」としみじみと考えている（中略）。

東大脳研の豊倉教授と名大の祖父江教授は、医師としての良心から、煩雑なスモン訴訟などにも逃げずに真正面から取り組まれた数少ない神経学者であるが、宇多野でスモン患者を診ることになりましたと話した所、豊倉教授は「先生のことだから、スモンの今まで人の見落としていたような問題をまた掘り返されるだろうと期待していますよ」と激励され、祖父江教授は、「スモンをやる若い人が育つような環境を作りなさい」と忠告された。また現在、新しい神経のナショナル・センター造りに奮闘されている里吉武蔵神経センター長は、「俺たちはお互い、こういうことをやらねばならない巡り合わせにあるんだよ」と慰められた。私は自分の尊敬する多くの先達から一つの重い宿題を頂いたような気持でいる。

（『京大医学部二九会報』六号　昭和五十六年十一月）

■宇多野の活況

私は、あの熾烈だった大学紛争は「教授を頂点としたヒエラルキーとその知的収奪の結果であった」との反省に立って、病院という組織を医師はもとよりすべての職種が能力に応じて仕事をし、得られた知識、技術は平等に開放される「自由で働きやすい場」を保障するのが管理者の務めと、肝に銘じて努力した。

そのために、院内の各種のレベルのカンファレンスや研究会を各職種にオープンにした。新たな専門病棟を開棟時には、医師がナースに何度もティーチングする習慣をつけた。また組合との団体交渉には、夜を徹する覚悟で、しかしこれは一般職員との対話の時間だと位置づけて、楽しみながらやるように心掛けた。

「人」こそすべてを決すると考えていた私は、大学だけに頼らないで、この人はという人材は思いきって一本釣りをした。その結果、このセンター構想に賛成し、研究意欲の旺盛な中堅、新進の諸君が次々と加わって来た。神経内科では斎田孝彦（現宇多野病院院長、以下敬称略）、斎田恭子（現京都市立病院神経内科部長）、井本敬二（現国立生理研究所教授）、膠原病、リューマチ関係には杉之下俊彦（のち開業）、熊谷俊一（現神戸大教授）、尾崎承一（現聖マリアンナ大教授）、整形外科では小堀真（現聖隷三方原病院副院長）、高田秀彰（現洛和会音羽病院副院長）、さらに新設したてんかんセンターには河合逸雄（故人。宇多野病院院長）、扇谷明（のち京大助教授、開業）、兼本浩祐（現愛知医大教授）など、いずれも限られた公務員の定員法のなかで、一騎当千の強者たちであった。

脳外科には武内重二（現木津川病院神経センター長）が赴任してくれ、てんかんグループのバックアップで、側頭葉てんかんの手術の成功率を九〇％以上に高め、さらにパーキンソン病の脳定位手術を手掛けて、これにも成功した。

斎田夫妻は、これまで日本では患者数が少ないために不可能と考えられていた多発性硬化症の、MRI定量法を加えた全国長期多施設の共同研究を立ち上げた。さらに小沢恭子（神経内科医長、現音羽病院リハ科部長）、松井真（前臨床研究部長、現金沢医大教授）や中国から来た趙志剛らが加わって十年以上も続けられた成果は、いまや多発性硬化症のインターフェロン療法として、多くの患者さんに大きな福音を齎しつつある。

また重症筋無力症に対する最近のタクロリムスの治験は、そもそもは金沢大教授高守正治によって始められたが、世界への発信の成功には、小西哲郎らの粘り強さがなければ成功しなかっただろう。それらの業績のお陰で私は井形昭弘教授の後を受けて厚生省の神経免疫研究班の班長を六年間お引き受けし、さらに日本神経免疫学会の事務局を立ち上げて、その基盤作りのお手伝いをすることになった。

以前から手掛けていたパーキンソン病の薬理学的治療研究は久野貞子、水田英二らによって、動物実験を含めて多面的、精力的に進められ、療養所でもこれだけのことが出来るという模範のように認められ、そのトップにいた久野貞子は国立神経・精神センター武蔵病院副院長に抜擢された。彼女の関東でのさらなる成功を祈るとともに、今後は水田英二を中心に京都のパーキンソン病診療の拠点がさらに発展することを期待している。

こういう雰囲気のなかで、宇多野は看護部門でも小山敦代（現青森県立大学看護学科教授）、島田敬子（現京都府会議員）、浦野喜代美（現難病相談員）など多くの、いままでは考えられなかった分野で活躍している異色の人びとを輩出している。

その錚々たる顔ぶれを見て、私を「猛獣使い」と呼んだ人もあった。それは冗談としても、宇多野は一種の梁山泊の観を呈して来て、楽しく活気がある組織になったことは確かであった。

4　「専門病院」の質的改革

■臨床の場における研究

臨床と研究、といえば、かつて大学紛争中に「両者にどの程度の時間を割くべきか」などと論争があったが、これを第一線の診療の場で考えると全く違った話になる。

医療が本来自然科学ならば、フィールドで患者から観察された現象を基にして疑問を抽出し、実験室でそれを問題に仕立てて解決する、ということになる。しかし大学などの特殊な環境は別にして、一般の病院で一人の勤務医にこのような問題解決法は準備されているか。

かつて大学の付属病院では、自分で患者から採血し、自分で血球を染色し、ピペットを持っていたものだが、いまでは大抵のことは中央検査室でやってくれる。しかし中検からは最近では、一般の医師は排除されかねない。

幸か不幸か宇多野病院では規模が小さかったし、難病の多くはこのレベルの検査室では手に負えなかった。そこで検査科の検査の一部は外注化し、第二検査科を充実して、ここでは臨床医と基礎研究者とが協力して、検査件数の少ない特殊検査に集中した。幸い宇多野には療養所では日本で最初の「臨床研究部」が新設されたので、ここに全力を集中して新しい検査機能を開発することにした。

国立療養所として初めての基礎研究者であった太田光煕（宇多野病院検査科より神戸薬科大学教授へ転出）は極めて不安定な身分のまま二十年近くも頑張って、潔江夫人や森　史《ふみ》よととともに抗アセチールコリン受容体抗体の測定法を確立した。これを全国の施設へオープンなサービス・システムとさせて、筋無力症患者さんの役に立つとともに、宇多野を全国的に知名にした。

さらに研究活動を流動的にし活性化させるために、院内規定により客員研究員制度を設けて、大学や研究機関の協力を得やすいようにした。トップランナーの利点を生かして、電子顕微鏡、サイトフルオロメータ、DNA配列解析装置、ジーンラインシステム、など数多くの検査機器が揃えられた。しかし結局は人である。多くの臨床医がテクニシャンと一緒になって、研究室を維持することになる。かなり苦しいこともあるが、臨床の場で研究を遂行することの喜びもある。

あえていえば、このような研究活動なしに難病患者を扱うことは、病院を収容所化する恐れすらある。

宇多野病院に「臨床研究部」という新しい機能組織が付けられたといっても、その定員は僅か「二名――部長職一、室長一」に過ぎなかった。そんな厳しい現実のなかで、難病センターとして宇多野がどうして発展出来たのか。そのヒミツは大多数の医師が臨床と研究とをそれぞれの形で両立させていたことにあると言えよう。医長の多くが室長を併任してくれた。これにより医師一人ひとりが自分のなかで臨床と研究を結合させて、二倍以上の力を出せた。

もう一つの重大なヒミツは各医長クラスの医師には、「臨床研究助手」（非常勤）を一名付けられるようにしたことである。これは発足当初、宇多野病院は他の国立療養所と同じく外来選任の看護師の定員がゼロに近かったので、非常勤の非看護師に外来のアシスタントとして付いてもらった。外来はせいぜい週一、二回だから、その他の時間は医長のアシスタントとして臨床研究部で働くことになった。その点は、京都という土地柄、こんな仕事にふさわしい知的な、あるいは専門的な「仕事に生き甲斐を持つ」スタッフを得ることが可能であったのがありがたかった（給与や待遇面では必ずしも恵まれていなかったにもかかわらずである）。

一般的に言って、この院長権限で捻出できる枠は、当時は二十～四十人くらいはあったのだが、大抵の国立病院では組合との団体交渉の結果、それは、保清業務や給食関係に使われたり、臨床検査科の補助手であったりして、採用もほとんど事務に任されている状態であった。私は以前に恩師三宅教授が病院長時代に京都大学の内科助手の定員枠の少ない部分を一般職の非常勤から振り向けるために苦心されていたことを思い出して、同様に事務部長を説得して、これがなければ難病には対応出来ないことを理解してもらった。このお陰で医師、とくに医長クラスは一人に対して一人の専属のセクレタリーまたはラボチン（ドイツ語で女性検査技師）を持ったようなものである。事務部長が代わるたびにその特殊事情を理解してもらうために説得するのが大変だったのを覚えているが、さすがにいろいろな病院を経験している人々だけにノミコミも早かった。

もちろん今では病院の形態が変わったので、そんなに容易ではないと思うが、その時どきで工夫のし甲斐があろうというものである。今の院長に替わってからも、「臨床治験センター」や「難病支援センター」などを立ち上げているが、これもその努力の現れだろう。これからは看護部の多様な機能や潜在的な能力をいかにうまく病院の質の向上につなげるかが問われるようになるだろう。

ところで宇多野が次々に新しい分野を開拓していた頃、しばしばよくその秘訣は何かと聞かれたことがある。その答えは容易ではないが、おそらくこのような不断の努力がなくなれば駄目なように思える。またこの病院の歴史が教えるように、専門病院には、総合病院とは違って、絶えず新たなフロンティアを追いかける情熱と努力が要請されるのではないだろうか。

■「病院は生き物である」

この言葉は、私がしばしば使うものだから、私の身近な人からは、またかと叱られそうであるが、いつからこんなことを言うようになったのか、実は良く判らない。しかしこの言葉はその表面的な「ありきたりさ」とは別に、病院という組織を考えるヒントだと思っている。

最近では、それぞれの企業は固有の「風土」を持っていることや、病院は固有の指針を持っていること、あるいは最近の「病院の機能評価」がやかましく言われるなかで、当然病院でも経営理念の確立が強く求められるようになってきた。しかし病院の経営理念はしばしば形式的な美しい言葉の羅列に過ぎないことが多いのも事実だろう。

一方、病院は一個の「生き物」である、ということは、理念とは反対に存在論的な表現である。生き物であるからには、どういう方向にこの生き物が動き出そうが、それはそれとしての意味があるのだろう。動物も植物も生き物。そのことは問わないものの、どちらかといえば、その基本には外界の変化に対して、考え、計画し、内部で時に争い、時に学ぶ、という人間に近い動物としての病院の実態を指しているわけである。腐敗した所があれば、その組織の駆除に全力を挙げねばならない。そうすることによって、自律性をもって組織全体が蘇ることもある。

病院を一つの企業体と考えることは、容易であるが、これが単なる企業ではないことは、公共の利益のために作られた組織であることだけを挙げても、当然であろう。類似の組織を挙げるならば、各種の公的財団であり、学校であり、教会であろうか。

ところが世界各地で、病院を巡ってみると、民族ごとに、どころか病院ごとに、治療法や治療のゴールは明らかに異なることがある。いずれかが正しくて、いずれかが間違っているのだろうか。つい最近まで、わが国では心臓移植は不可能だった。これは長い間の論争になった「〈脳死〉は人の死か」という疑問が、わが国では「ノー!」だったためであるが、このことの裏には日本民族の生死観や生命観が大きく他の民族と異なっていたことがある。しかし、同じ日本人が中国で臓器移植される場合は法律には触れない。

これは一つの異常な例であるが、医療というものの社会制度、法律への依存性を示す例である。しかしある国で有効性が証明された治療法は、いずれは他の国でもその治療法が公認されることが多い。いわゆる治療の標準化への動きである。このことは宗教の場合とは大きな違いであろう。つまり医療は社会制度であり、科学の一分科であり、その社会が医学に求めるものと、医学がその社会に提供しうるものとの両サイドの合致点において、制度として存在する。したがってそのシステムは社会のニーズの変化とともに変遷を繰り返すことになる。

■病院をソフトにさせること

私の議論でいうなら当然、病院の組織はソフトでなければ生きていられない、だからいろいろと工夫をした。

ともすれば、国立であるために官僚的になりがちな職員に対して、「患者中心の医療」を意識付けるために「包括医療運営委員会」を作ったり、本格的なボランティアグループや音楽療法を受け入れたり、と工夫した。その結果、難病患者の入院患者数は全国国立療養所の一〇%を占めた。お陰で最近の「質の指標」の総合判定結果でも国立病院グループのなかでトップの座を占めている。

一方で、京都府下の全保健所を回って、専門医と開業医をまじえた「難病相談」を始めて、保健婦さんたちの素晴らしい潜在能力を発見することが出来た。この時期に全国各地で同様の試みが行われるようになり、厚生省は「医療相談モデル事業」を立ち上げ、改正された地域保健法のなかでは、保健所の業務の一つにまで組み込まれるようになった。また全国の国立療養所の多くの若手医師たちと難病のネットワークを作り「国立療養所における神経難病の診療の在り方」を検討することが出来た。

ある偶然の機会から始まった中国河南省鄭州人民病院と宇多野病院の十五年以上にわたる国際交流も忘れられない貴重な経験となり、二年前、北京での「日中交流二十年記念」の医学大会にはその大要を発表した。

■病院の質とは何か

日本も経済的な向上とともに建築としての病院、入れ物のほうは、ここ二十年ほどの間に随分改善されて来た。とくに各都道府県レベルでの財政の豊かさの反映、各自治体首長の市民サービス意欲の現れとして県立や市立病院などはほとんど相争って入れ物には力を入れるようになった。しかし問題はすでに入れ物ではなくて、内容、質の高さが問われている。

この問題では、米国のほうが先進国である。とくに一九八〇年代後半の全米実証プロジェクト（National Demonstration Project：NDP）の実践的研究以後、企業の「品質管理の手法」の導入について地道な努力が続けられているが、いまだこのような手法が医療の質を改善するかどうか、暗中模索である。まして日本では、国民の風土・気質、医療保険の制度・支払いシステム、患者―医師関係など、どれを取り上げても米国のシステムをそのまま導入出来るような状態ではない。

日本では病院医療機能評価機構が発足して既に十年を超え、そのチェックポイントもかなり満遍なく質の観点から病院を評価しようとしている。だがその意図は判るが、何か物足りない。

その何かとは何か。もちろんその病院のアウトカムとか、パフォーマンスとか言われるものが重要であるのは確かだ。またインフォームド・コンセントや医療の透明度も極めて大切である。しかし本当のところ、日本の病院にとって最も大切なものは病院に働く人びとの満足度であり、そこに働く人が生き甲斐を感じているかどうかだ、と思うのである。

たしかに患者の満足度はコンサルタントに依頼すれば、何千人の患者から、数日のアンケートを集計して見事に纏めてくれるし、それはそれで役には立つ。しかし働いている人びとの満足度の調査はほとんどされていない。もしやれば九割以上の職員が満足していない、と答えるのではないか。でも医者だけは満足しているだろう、と思っておられるだろうが、そうではない。

医者はこの組織のトップだと、外からは見えるだろうが、そうではない。医者は良く出来る人ほど、時間がなくて仕事と雑用に追い回されている。そんな忙しい部長がその部下を充分に把握しているだろうか。たしかに外科系では手術場のなかでは、大体は上下関係はきっちりとしているだろうが、それも危うい。その下で手足のように動いてくれなくては困る看護師は、本当は動けない人が少なくない。なぜなら最新の医療について勉強する時間もなければ、教えてくれる人もいないからだ。

では病院は事務職が動かしているのか。たしかにそんな病院もあるが、大部分の病院の事務職は医者の横暴に困るとぼやいている。その医者は事務屋さんの無知には悩まされると絶えずののしっている。一方、いかに有能な管理者といえども、医学の最新の進歩については現場の医者にはついて行けない。そこで管理者・事務職・医療職（さらに看護部、検査技師、放射線技師、理学療法士など……）の三すくみ、四すくみの状態が陰に陽に見られる。

もちろん、似たような現象は、病院という組織以外のどんな経営組織でもみられることではある。しかし基本的には、資本主義社会の会社組織では、チャンスがあれば一介の社員も社長になれる。先進的な病院では総看護師長を副院長に抜擢している病院もでてきた。しかしこれはほんの部分的な対策に過ぎない。基本的な解決はないものだろうか。

つまり何が足りないかというと、医者以外の知的機能を担うようなマンパワーが足りないのである。一方では医者は現代では万能でない。むしろ、足りない部分を補う秘書や病歴管理士や、リハビリテーション部門の専門職など多くの職種を思い切って増員することが必要である。要するに医者に医者でなくとも出来ることをやらせて、時間を無駄にするのはもったいない。

その上で、医者はオーケストラでいえば全体のハーモニーを作る役目でなければならない。医者がオーケストラの指揮者であるためには、まず患者の訴えをゆっくりと聞き、それぞれの部署の人が演奏する音色に耳を傾け、全体のコミュニケーションをとるために、医者はゆとりのある時間を持たなければならない。

このマンパワーの充実というのは、IT化によっては補えない性質のものであり、経営の厳しい日本医療の現状では困難であり、回り道のようだが、これが病院の質を保証してくれる大切なポイントである。もちろん、適切な医学教育によって、医師が他の多くの職種とのコミュニケーション能力を備えていることが大前提である。

5　謝　辞

宇多野病院での十六年間、前半は森吉猛院長と、後半は河合逸雄副院長ときわめて良いコンビを組めたお陰で、大きな仕事が出来た。ただ残念なのは、このお二人とあまりにも早くお別れしなければならなかったことだった。

最後に苦労をともにして頂いた歴代の事務部長以下、黒子に徹して頂いた多くの事務部の皆さんに心から感謝したい。

定年退官を記念して作った『神経学のフィールドにて』という本にも書いたが、私の一生は「この道一筋」というようなものではなく、また学問の正道をまっしぐらに突き進んだわけでもない。随分回り道をしたが、上に掲げた多くの先輩、同僚、後輩の協力と援助により、目前の患者さんの悩みに導かれて働いているうちに、道が自然に開けてここまで来たようなものである。

日本が世界に誇れる難病対策の三十年の歴史をかなり私的な立場と重ね合わせて概観してみた。最後に私の好きな中国の文豪魯迅の言葉を以って、この多少私的な回顧を閉じさせて頂く。

「道と希望とはよく似ている。どちらも、もともと存在するものではない。一人の人が歩きそこに希望が生まれ、小道が出来、続いて何人もの人が歩くようになって初めて大道が出来、希望も現実のものとなる」。

(紙数の都合で部分的に、敬称、属性などを略した事をお許し願いたい)。

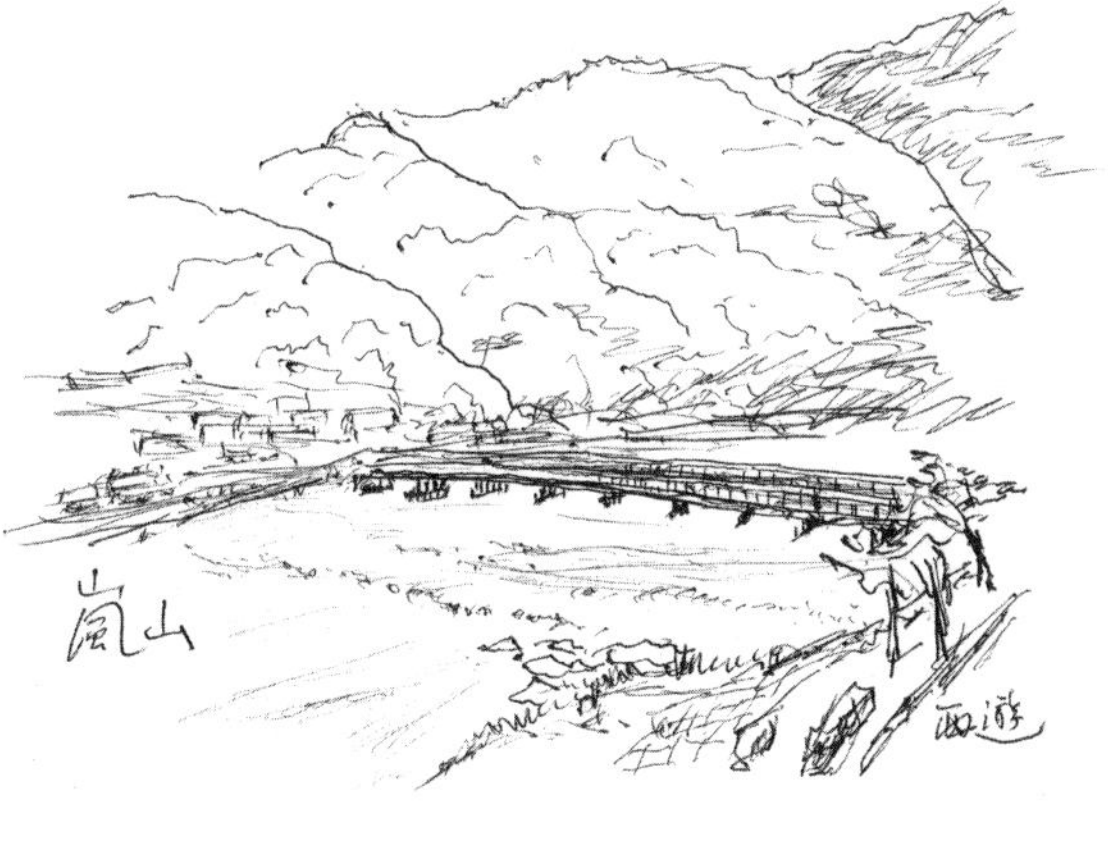

第3章 わが国の難病医療・福祉の過去・現在・未来

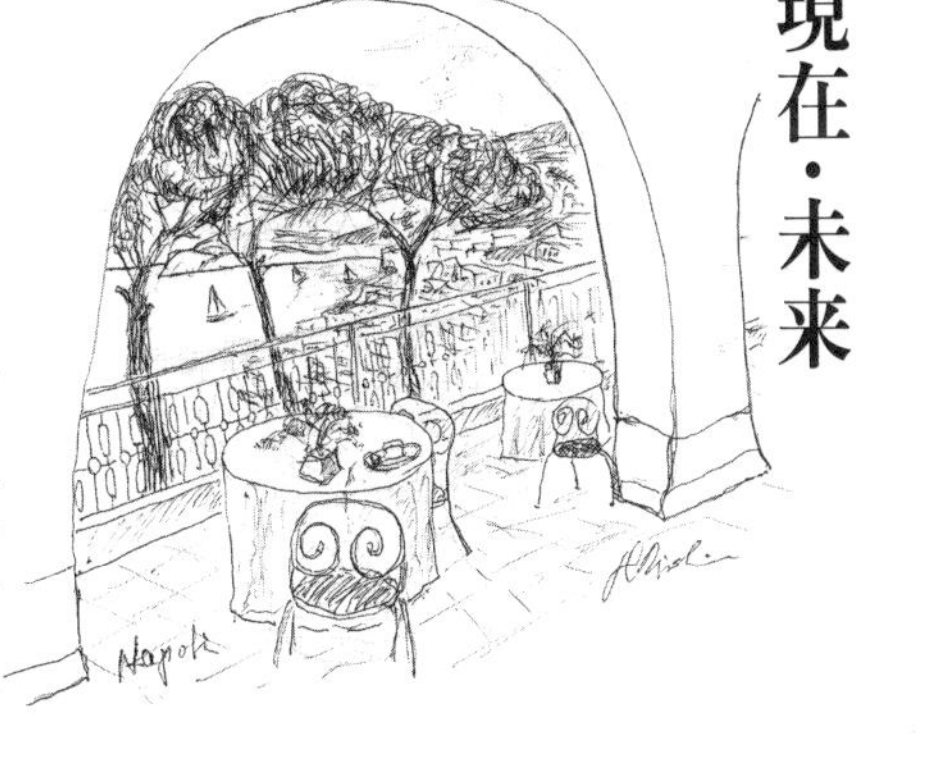

序

私は昭和四十七年の難病対策がスタートした時点で、先輩諸氏のご推挙により、大学の一助手という身分ながら「重症筋無力症研究班」の班員に加えていただいた。その後昭和五十三年に、当時厚生省の審議官として厚生行政の最先端で、陣頭指揮をしておられた大谷藤郎先生のご推挙により、民間の大阪北野病院から国立療養所宇多野病院副院長に迎えられて、結核療養所を難病センターに衣替えするという仕事を、数人の若い人びとともに始めた。

その間に厚生省スモン研究班療養分科会長、筋ジストロフィー研究班（第三班）班長、免疫性神経疾患研究班班長などの仕事を与えられて、難病対策の流れを膚身に感ずることができた。十六年間、これらの仕事に没頭して、定年を迎えた。さらに平成五年からは公衆衛生審議会成人難病対策部会のメンバーとして現場の意見を反映することに努めた。

「難病のＱＯＬ」という企画のなかの序文として、前記の一文を書くことを依頼されたことは大変光栄ではあるが、筆が進まない。その理由はもちろん不勉強、遅筆のせいもあるが、一つは難病の現場を離れて最新の情報を入手することが困難で、感覚的にも距離が出来てしまったということもある。さらに大きな問題は、「難病対策とは一体何だったのか」という疑問である。たしかに一臨床医として、また一管理者として多くの難病患者を診、何がしかのお役に立てたというある種の達成感はある。しかし国の公共政策としてみた場合、難病対策は果たして成功したのか、失敗だったのか、絶えず考え続けているが、いまだに結論が出ない。

いまや多くの行政機関はもとより、医療の現場も、遮二無二、公的介護保険に向かって走り出し、二十一世紀の難病対策がどうなるか、かまっていられないという様子である。このような現状のなかで、難病対策を過去のものとして語ることは私の後半生を無意味なものとして否定することになる。さりとてその未来をバラ色に語ることは、幻想を語るに等しく筆は進まない。そこで昭和四十年代に始まったこのユニークな公共政策が、四半世紀生き続け、二十一世紀を迎え、どのような変貌を遂げていくのか、自分なりにいま考えていることを整理して、次の世代に届けることに自分の役割を限定させていただいた。したがって、ここで、難病対策の成立とその発展に関連した政策的な問題を、自分の身辺で実感した事項を中心に語ることしか出来ないので、少なからず独断と偏見であることをあらかじめお断りしておきたい。

本稿は二〇〇〇年に脱稿したが、本にはまとまらなかった。そこで私のホーム・ページに組み込んだのだが、そのままにしておくのが惜しくて、本書に収録することにした。

1　一つの公共政策の誕生のための諸要因――四つのモデル

「難病対策」はわが国で独自に発想され、育まれ、成長してきた一つの極めてユニークな公共の医療福祉政策である。

それは一九六五～七五年（昭和四十～五十年）、高度経済成長期の右肩上がりの財政のなかで、医学・医療・福祉のそれぞれの専門分野で伏流水のごとく育ち、政・官の共同体とタイミング良く合流して、一つの医療福祉政策として形成されてきた。

小さな流れが、いくつかの節目節目で合流を繰り返しながら国の政策にまで育ち、各界の良心的な人びとの指導力・影響力と合意によって、世界にも類のない斬新で独創的な政策に育った。

難病対策の理念は現在も生き続けているのであるが、今日では、いくつかの成長要因があるとはいえ、すでに阻害要因のほうが強くなっており、現実的に一つの転換点に来ているのも確かである。

現時点で難病対策の未来を占うことは困難であるため、筆者はこの特異な公共政策の成立と発展の過程に戻って、その背景にあった諸要因の分析的把握を試みてみたいと考えた。

ところで、米国における日本研究の第一人者であるジョン・C・キャンベル[1]は、長らく日本の政策決定のメカニズムについて実証的研究を行い、興味深い理論を打ち立てている。彼は、一般公共政策の転換に関わる要因として、①当事者の「変革のエネルギー」の大きさと、②「準備されたアイディア」の質・量、の二つを挙げた。そして、その大小によって、公共政策の転換を以下の四つの類型（モデル）に分類している。[1]

（1）政治型（Political）モデル　変革のエネルギーが大きく、それに対応した解決のためのアイディアも十分に準備された政策。

（2）認知型（Cognitive）モデル　変革のエネルギーは少ないが、問題の把握とそれに付随するアイディアは適切、十分である、いわゆる「テクノクラシー主導の政策」。

（3）偶然型（Artifactual）モデル　大きな変革のエネルギーによって偶然的に生まれたが、問題解決のためのプログラムやアイディアが乏しいために、政策としてはランダムで、結局「ごみ箱」に終わってしまう。

（4）慣性型（Inertial）モデル　変革のエネルギーもアイディアも欠如しており、その解決法はルーチンに従ってなされる政策。

キャンベルは過去二十五年間の、わが国の高齢化社会問題に対する日本政府の複雑に曲折する政策の変遷を実証的に検討し、各時点における政策の選択と決定のメカニズムをこの四つのモデルに類型化することで明快に説明した。

キャンベルは、難病対策そのものについては全く触れていないが、第五章「老人ブームと政策転換」のなかの一項目「高齢者と公害」のなかで、昭和四十五年ごろに活発化した革新自治体を中心にした大衆、ジャーナリズムの動きとそれに対する政治家、官僚の反応についてはよく書かれており、本章はこれに多くのヒントを与えられたものである。

本編では、上述の理論に則って、政府はどのような要因によって、この前例のない公共政策を始動させたかの分析を試みる。次に、どのモデルに従って難病政策がスタートしたにせよ、二十五年以上にわたる長期政策を維持・推進するための「諸機関」は、どのようにして調整能力を発揮してきたかが検証されねばならない。さらに今後の難病対策の発展のために現在試みられているいくつかの新しい芽を探り、その方向性を見極めてみたい。

2　難病対策成立の背景——時代のエネルギーのうねり

■公害問題と市民運動

第二次大戦の敗戦の虚脱状態から脱したわが国は輸出産業立国を旗印に、昭和三十年代後半から、高度成長路線をまっしぐらに走り出した。

二十世紀後半、飛躍的な技術革新をあくことなく追求し、日本列島は世界の新製品工場と化し、過去の歴史に全く類を見ない多種多様の合成有機化学製品が氾濫した。その大量の産業廃棄物による環境破壊と、それに伴う国民の健康阻害はすさまじいものであった。

現実に、工業ベルト地帯の大気汚染による喘息、製造工程ミスによる森永砒素ミルク中毒やカネミ油症、工場廃水からの有機水銀による水俣病などが相次いで発生した。当時すでに水銀、カドミウム、BHC、PCBは四大汚染物質とされ、白木博次(2)は、一九七三年にこれらの汚染物質の日本国土における蓄積量は世界各国の五十から百倍に達すると推定している。それらによる潜在性または顕在性の健康破壊は現在も環境ホルモンの名の下に、被害実態が確認もできないままに論議が続いている。

ジャーナリズムは「日本公害列島」「複合汚染」などの新造語を乱発し、漠とした社会不安は昭和四十年代（一九六五年）には、全国各地での市民運動にまで発展した。

これを背景にして、革新陣営は次々と自治体首長を当選させ、独自の医療・福祉政策を実施し出した。なかでも、シビルミニマムの保障を提唱した美濃部都政は、その巨大な人口による豊かな財政に支えられて、後述するような難病の先駆的なモデルをも創始することになり(3)、一九七〇年には六十五歳以上の東京都民に、「老人医療費無料化制度」を打ち出した。危機感に駆られた自民党政府もこれを追認する形で、一九七三年には老人医療の自己負担撤廃、さらに高齢者年金額の引き上げと物価スライド制を導入した。

このため一九七三年は「福祉元年」とも言われるようになった（西側諸国を襲ったオイルショックにより、それまで右肩上がりで成長していた日本経済にかげりが見え始めていたころでもある）。

■スモンなどの患者会の結成

国における難病対策の始動の原点がスモン問題であったことは、多くの関係者の等しく認めるところである。

スモン（Subacute Myelo Optico Neuropathy；SMON）症例の報告は、昭和三十年代の初頭から日本全国各地で散見されていた。昭和三十九年五月、第六十一回日本内科学会（京都）で、「非特異性脳脊髄炎症」というシンポジウムが持たれ、椿忠雄・豊倉康夫らによってスモンが一つの疾患単位である可能性が強調された[4]。

とくに昭和三十九年の戸田地区での四十五例におよぶ集団発生はオリンピックのボートレース開催予定地であったために、国の威信を賭けて、厚生省は補助金による研究班を急遽発足させた。その当時、すでに三十七都道府県で八百二十三例という多数の罹患者が集積されていた[4]。

スモン研究の歴史については、昭和六十（一九八五）年に祖父江逸郎・田村善蔵によりまとめられた「スモン研究の経緯とその解析」[4,5]に詳しいので、主としてそれに沿ってスモン調査研究の流れを追ってみよう。

スモン患者は昭和四十三年ごろから激増し、同年、岡山県井原市湯原町の大流行をはじめ、全国各地でも次々と患者の発生があり、当時はウイルス感染説が強力に推し進められたために社会的疎外者や自殺者が出るなど大きな社会不安に発展した。

このような事態を受けて昭和四十四年九月には、研究費が増額され、ウイルス学者である甲野禮作を班長として、四十四名の班員でスモン調査研究協議会が発足して診断指針がまとめられた。これがのちの難病対策で採用されることになった、プロジェクト研究方式の始まりである。さらに翌、昭和四十五年には厚生科学研究費（公衆衛生企画課）から五千万円が支出され、班員は六十四名に増強された。(4)

一方、昭和四十四年十月には患者会が結成され、国や自治体に対して救済、原因の解明などの対策を要望した。時を同じくして、公害・薬害などに対する市民の権利意識が高まり、医療の谷間にあって、家族のなかでひっそりと養生していた可能性のある慢性、難治性疾患の患者とその家族も市民運動の高まりのなかで声を上げ始めた。すなわち、日本リウマチ友の会（昭和三十五年）、日本筋ジストロフィー協会（昭和三十八年）、全国心臓病の子どもを守る会（昭和三十八年）、全国重症心身障害児を守る会（昭和三十九年）、全国精神障害者家族会連合（昭和四十年）、ベーチェット病友の会（昭和四十五年）、ベーチェット病患者を救う医師の会（昭和四十五年）、全国筋無力症友の会（昭和四十六年）、多発性硬化症友の会（昭和四十七年）などの数多くのグループが続々と誕生することとなった。(6) これらの会の多くが結集して全国難病団体連絡協議会を結成し、革新陣営はこれらの救済を求める患者たちを、巨大産業社会における陰の部分の被害者と位置付けてこれを支援し、国の新たな施策を求める声は、大きな社会的なうねりとなった。

■スモン訴訟の進展

昭和四十五年、豊倉康夫、井形昭弘、高須俊明らのグループはスモン患者に緑色舌苔および緑尿が高率に見られることに注目し、吉岡正則、田村善蔵らの薬学者の協力を得て、これがキノホルムの酸化鉄キレート化合物であることを発見した[6]。この結果は六月三十日の班会議において田村善蔵によって発表された。多くの班員は重金属の代謝異常がスモンの原因と感じたが、椿忠雄はむしろキノホルムそのものが問題と考え、新潟県、長野県下、キノホルム服用状況についての疫学調査を進め、キノホルム原因説に到達し、八月六日、新潟県衛生部を通じて厚生省に報告した。その内容の一部が翌日の朝日新聞に発表され、大きな反響を呼んだ[4]。

こうした状況を受けて厚生省は、「キノホルムの副作用に関する小委員会」「同打ち合わせ会」を急遽開き協議の末、九月七日の中央薬事審議会を開き、諮問し、その答申に基づいて翌九月八日キノホルムの販売停止の措置に踏み切った。

当時まだ研究者のなかには、強い反対意見もあったので、これはいわば「国家的見地からの一種の実験的な措置[4]」であったが、結果はそれまで毎月百人を超えていた患者の発生が数ヵ月でゼロに収斂した。これと並行して行われたキノホルムの服用の有無についての疫学的調査でも、八四・七％の服用率であった。

研究の進展に伴い、総合的研究を一層進展させるために、疫学、キノホルム、病理の各部会が設けられ、六部会、七十三班員に拡大されたスモン研究班は、翌四十七年三月、「疫学的事実ならびに実験的根拠から、スモンと診断された患者の大多数はキノホルム剤の服用によって神経障害を起こしたものと判断される」と結論した(4)。

これらの経過のなかで、種々の救済を待っておられなくなった患者たちは、つぎつぎと国と製薬三社を相手取って、訴訟に踏み切った(7)。昭和五十三年一月の金沢地裁の判決を皮切りに、翌五十四年八月二十一日、前橋地裁判決にいたるまで、六地裁において、原告の勝訴が確定した。これと並行して、患者団体と国との交渉も進められ、昭和五十三年度から次の対策が開始された。国立病院・療養所におけるスモン患者の治療、自治体病院におけるスモン患者の診療、スモン総合対策などであった(7)。

スモン薬害は世界にも例のない一万人以上の種々の後遺症を持った罹患者と、多数の死者を出した。主として法廷闘争の戦術上の理由から、医師、病院が被告となることは免れたが、この事件は医療不信につながるとともに、臨床医にとっても深刻な反省を促すことになった。一方、厚生行政にとっても、大きな教訓ともなったはずである。

3 難病対策の萌芽――アイディアはどこから生まれたか

■新しい医学の目指したもの

昭和四十年代（一九六五年）初頭、全国の大学教育機関を襲った全共闘の批判運動は、「白い巨塔」とも呼ばれた旧来大学の教育・研究体制を根底から揺さぶった。戦後、ほとんどまともな体制の見直しもなく進んできた各大学の教授会組織は、学生、医局員による大衆団交で「自己批判」を迫られ、管理はもとより、研究・教育・診療などのあらゆる機能の停止に追い込まれた。しかし、政府の「大学管理法」に助けられて、「正常化」の名の下に機動隊を導入し、「日常性」に慌ただしく戻ろうとした。

しかし医学界に関する限り、名目だけになっていたインターン制度の廃止運動に始まった全共闘運動は、全くの徒労ではなく、いくつかの新しい芽が育ってきた。とくに最も封建的とされた臨床教授会を中心にしたヒエラルキーはようやく崩され、若手研究者の論文のプライオリティーもまともに尊重されるようになった。また若い医師たちは、従来の重箱の隅をつつくような仕事で博士号を戴くよりも、日進月歩の臨床研修に力を注ぎ、専門医を目指すようになってきた。

そして大学紛争後、良心的な医師たちは患者中心の医療に真剣に取り組み出し、とくに「患者のサービスに務め、症例に学ぶ」という医療本来の姿勢に立ち戻る必要性を痛感していた。そのためいままでのような大学の研究中心の医学に疑問を感じて、どのような医療体制が患者のニーズを満たすのか模索を始めた（しかしわが国の医療改革は、既成の学問領域の境界にあって悩む患者にとってかなり不徹底なものであった。また一九七〇年以降の分子生物学の急速な発展は、大学の臨床医学教授の関心を、再び分子生物学中心に引き戻しているが、それは日本の医学教育のかたよりと基礎‐臨床の連携の悪さに大きな原因があるように思われる）。

ちなみにこの時点で、医学の分化と統合の矛盾や、医療人の指向するものと社会の要望とのミスマッチが指摘され出したのは世界的な傾向であり、同時期に米国では primary physician の復権と、それを学問的に裏付ける臨床疫学の研究が活発となり、次の時代には膨大な controlled trial とインターネットを結び付けた evidence-based medicine（EBM）へと発展を遂げており、両国のアプローチの差を鮮明にしている(8)。

ともあれ、わが国では神経内科学はリウマチ、膠原病などを対象とした臨床免疫学とともに、旧来の彪大な内科学領域のなかでは、いわば「遅れてきた」診療分野であった。国立大学でも神経内科講座は昭和五十年以降に徐々に新設され出したが、社会の潜在的ニーズの大きさにもかかわらず、千床を抱える大学ですら、二十床前後のベッドが割り当てられるに過ぎず、専門医師の定員も極めて少ないのが常であった。しかも対象疾患の多くが、成因も治療法もわからず、慢性、進行性で、長期療養のためのベッドを確保する必要があった。これはリウマチや膠原病などの長期に再発寛解を繰り返す疾患を抱える臨床免疫学の専門医や、高齢化のなかで急速に増大する新しい治療対象を抱えた整形外科医や、小児慢性疾患の包括的治療に頭を悩ませていた小児科医たちなどにとっても、同様なジレンマであったものと推定される。

■国立療養所の再生

全国一五〇ヵ所以上の広大な敷地に建てられていた国立療養所の大部分は、戦前には「国民病」とされていた結核患者の隔離収容が主たる目的であった。それ以来、国立病院が高度医療と救急医療を必要とする一般疾患を扱うのに対して、国立療養所は慢性疾患を主とした不採算な「政策医療」を扱う第三次病院として位置付けられてきた。そのため特定の慢性疾患にフォーカスを当てて包括医療を行うためのノウハウの蓄積は、一般病院に比べてより豊富であった。しかし昭和二十年代後半からの国民の衛生状態の改善と抗生物質の発達によって、結核を含む感染症が激減し、脳卒中・がん・心臓病などの成人病が死因の上位を占めるようになると、結核単科であった国立療養所の多くが新たな対象疾患を求めて生き残りのための模索をし始めていた。

昭和三十六年、このような結核空床が深刻化してきた時点を捉えて、厚生省の療養所担当者たちは、当時社会問題化してきた重症心身障害児（重心）を収容することを決定した。

さらに、昭和三十九年には筋ジストロフィー協会が時の厚生大臣および医務局長に陳情し、直ちに「進行性筋萎症対策要綱」が策定され、国立療養所に筋萎縮病棟が作られ、関連大学は大学では得がたいポストとベッドを求めて、若手の向学心にあふれた神経内科・整形外科・小児科の医師たちを積極的に送り込んだ。一方、国は府県立の養護学校を付設し、リハビリを中心にした包括的療育プログラムを作り、同時に筋ジストロフィー症に対する大型研究費を予算計上した(9)。

このときの川端二男理事長以下の日本筋ジストロフィー協会の政治家へのロビー活動には目をみはるものがあった。また当時神経内科領域の疾患には、スモン、水俣病などの社会問題化する疾患が多かったこともあって、後述する国立の神経センターを作る運動も短期間で軌道に乗り、精神神経疾患委託研究費も順調に増額されていった。

この研究班の発展は、当時日本神経学会をリードしていた沖中重雄、黒岩義五郎、里吉栄二郎、祖父江逸郎らの協力と、基礎医学者の江橋節郎、整形外科の山田憲吾などの、私心のない熱意と「志」によるところが大きかった。

とくにこの共同研究班では、経理面での透明性や外部評価の面でも当時の医学界の常識を越える公正さが配慮されており、のちの難病研究の原型ともいえる多くのアイディアが生まれた。

■厚生行政の転換点

厚生省は一九三八（昭和十三）年に内務省より分離独立したが、戦前は「母子保護法」（昭和十二年）、司法保護法（昭和十四年）、国民優生法（昭和十五年）などに見られるように富国強兵を目的とした福祉政策を推進することが主たる目標であった。第二次大戦後、わが国は米国主導の平和的民主主義国家として再生した。その憲法第二十五条には「すべて国民は、健康で文化的な最低限度の生活を営む権利を有する。国は、すべての生活部面について、社会福祉、社会保障及び公衆衛生の向上及び増進に努めなければならない」と宣言され、「福祉権」はすべての国民に対する最低保障条件と規定された。

これを受けて一九五〇（昭和二十五）年、総理府の社会保障制度審議会は福祉国家イギリスをモデルにした包括的な社会保障制度の勧告（いわゆる五十年勧告）をした。

次いで一九六二（昭和三十七）年には、国や自治体の財政の向上に伴って、具体的に「社会福祉は事業採算本位に運営されてはならず、原則として受益者に費用を負担させるべきではなく、国と地方公共団体が負担するべきである」とした（六十二年勧告）[10]。

しかしながらこのような社会環境の変化のなかでも、厚生省の社会福祉行政の重点はなお施設整備とその監督に置かれていた[11]。ようやく六十年代から七十年代初頭になって自治体レベルでは社会福祉から地域福祉、市民福祉への転換が試みられ[11]、厚生省内でも新たな公共政策への期待が、若手官僚を中心にして高まり、種々の勉強会が持たれるようになった。

昭和四十五年十月には「医療保険制度の根本的改正について」審議していた社会保険審議会が、「原因不明で、かつ社会的にその対策を必要とする特定疾患については、全額公費負担とするべきである」と答申していた。

これまで見てきたように、当時の日本の福祉思想の変遷、市民の健康権への欲求、市民運動のうねり、多発する公害、薬害に対する市民の怒り、それに支持された多くの集団訴訟など、すべては高度成長時代の曲がり角に立った社会が、新たな「総合的な公共福祉・医療政策」を期待していたことを示している。

そして重心、筋ジストロフィーの国立療養所への実験的な受入れ対策の成功、[9]さらに大学機関とタイアップして文部省も驚くような大型研究費を組むことにより、学閥にとらわれない横断的なナショナル・チームが創設され、それらの共同研究が目覚しい成果を挙げたことは、厚生行政にとっては一つの画期的なアイディアとヒントを提供することになった。

4 難病対策の発足――政治モデルの発動

■国会の動きと「難病」の定義

昭和四十五年十一月、「公害国会」ともいわれた臨時国会で、初めて難病対策についての国会質疑が行われた。しかし当初、難病の定義が曖昧なこともあって、厚生省側の反応は鈍いものであった。しかしマスコミは程なく「難病」を慣用語として使い始め、昭和四十六年二月二十日の朝日新聞朝刊には「難病対策救済基本法」の私案なるものが掲載された。これを受けて全国難病団体連絡協議会は、国会議員への直接的な陳情を開始した。[6]

昭和四十六年五月には、難病対策議員懇談会が六十四名の超党派議員により発足し、難病研究の状況、医療費などの困窮の実情、生活の実態などについて患者代表、専門学者などを招いて数回の会合を行い、難病対策の緊急性は次第に、社会労働委員会、社会部会へと浸透していった。

その結果、昭和四十七年四月十四日第六十八回国会の衆議院社会労働委員会において、「特定疾患対策に関する件」が取り上げられ、参考人として虎ノ門病院長沖中重雄、スモン調査研究協議会会長甲野禮作、帝京大学教授清水保、東大教授白木博次の諸氏が意見を陳述することになった。このなかでとくに「難病」の定義が問題になり、次のように整理された(3)。

(1) 第一概念：原因不明、治療法未確立であり、かつ後遺症を残す恐れが少なくない疾病（例：ベーチェット病、重症筋無力症、再生不良性貧血、悪性関節リウマチ……沖中による医学的定義）。

(2) 第二概念：経過が慢性にわたり、単に経済的な問題のみならず、介護などに著しく人手を要するために家庭の負担が重く、また精神的にも負担の大きい疾病（例：小児がん、小児慢性腎炎、ネフローゼ、小児喘息、進行性筋ジストロフィー、人工透析対象者など……白木による社会学的定義）。

それに先立って厚生省は、昭和四十六年四月より省内に科学技術審議官をチーフとして「難病対策プロジェクトチーム」を発足させた。その結果、昭和四十七年のプロジェクト報告のなかで、「難病の定義」について触れている。それらを抜粋すると、「難病の定義は医学辞典にも存在しないし、また難病対策と銘打ったものは諸外国にも存在しない（中略）。ところが医学の進歩、社会生活の著しい変化によって、今まで宿命的なものとして放置されてきた疾病や症状が難病として掘り起こされてきた。しかも社会環境の複雑化に伴ってさまざまな健康阻害要因が増大しつつあるため、原因不明、治療法のわからない新たな難病発生の可能性が増えつつある」との認識を示している。

ここで前述の第一概念、第二概念を二つの観点からの難病の定義として認め、「(1)は純医学的に個々の疾病の特徴として難病を把握したものであり、(2)は社会的に、疾病の種類如何を問わず、患者の置かれている臨床終末像および社会的立場に力点を置いたもの」としている。「しかしながら(2)を強調するあまり、難病のカテゴリーを無制限に拡張し、長期慢性の疾患すべてを含めることは、かえって難病対策の重点をぼかすことになり、国民の容認する範囲を逸脱して、総花式となり、特殊な施策として早急な医学研究を促進し、医療・福祉の弱点を補強し、生きる権利、健康への復権を保障するという難病対策の意義を失わせることになる。従って、緊急性、重要性などを十分に考慮した上で、**疾病の主症状を抜き出し、対策の対象として指定せざるを得ないし、**また研究対象としてのみ指定して医療費の公費負担は現行保険制度で足りるものと判断することもあろう」(傍線および太字は筆者)。傍線のところでは当時のプロジェクトチームが難病対策を「当座の政策」的な意味にとっていた可能性をうかがわせる一方、太字の考え方は、同じ病名でも一定程度まで進んだときに難病指定される場合を想定したものと思われる。

最後に「難病の範囲は固定したものではなく、計画的、年次的に拡大することが必要であるが、社会保険の抜本改正によって、高額医療が解消し、あるいは給付率が高められるならば、医療費に関する限り、難病でなくなるものも出てくるであろう」と締めくくっている。

また同じプロジェクト報告のなかで、「難病」の定義が時代により変わり得る恣意的なものであることと、難病の場合、疾患ごとに特異性を持ち、対策も異なることから、これらを一括して一つの法律で対応するのは困難であるとして、難病対策の法制化には消極的であり、むしろ福祉諸制度をきめ細かく運営していくのが有効であろうとしている。

■難病対策のスタート

厚生省は上述の省内プロジェクト・チームの検討を経て、田中角栄内閣の発足後、昭和四十七年十月「難病対策要綱」を発表した。

そのなかで、対策の進め方として次の三点を柱とした。

（1）調査研究の推進（調査研究費の対象）

（2）医療施設の整備と要員の確保

（3）医療費の自己負担の解消（治療研究費の対象）

であり、この他福祉サービスの面にも配慮していくこととした。

同じような疾患でも、老人対策、成人病対策、精神衛生対策など、他の制度として行われているものは、重複を避けるため難病対策としては取り上げないこととした。また治療研究事業の実施主体は、他の公費負担医療制度と同様に都道府県となった。厚生省では、昭和四十八年度の所管予算の十本の柱の一つと位置付け、四十七年十一月から公衆衛生局に特定疾患対策室を設置し、さらに四十八年八月よりは組織を強化するため、これに代えて難病対策課を新設した。

この特定疾患の決定および対策の推進のために、医学の各分野の権威者からなる「特定疾患対策懇談会」が昭和四十七年十二月、厚生大臣の私的諮問機関として設置された。会長沖中重雄ほか十一名で構成されていたが、昭和五十一年よりは吉利和が会長となり、さらに五、六名の専門委員が加わった。

特定疾患の選定にあたっては、およそ難治度、重症度が高く、予後が不良であり、後遺症を残す恐れの大きい疾患のなかから、症例が比較的少ないために全国的な規模での研究を要するような疾患が逐次取り上げられた。(12)

昭和四十七年度には調査研究を行う対象疾患として、スモンのほか、ベーチェット病、重症筋無力症、全身性エリテマトーデス、サルコイドージス、再生不良性貧血、多発性硬化症および難治性の肝炎の計八疾患が取り上げられ、指名された班長の下に疾患ごとに全国の専門研究者からなる調査研究班が組織された。国はこれに対し昭和四十七年度で二億二千万円の予算を計上した。

さらにこのうちスモン、ベーチェット病、重症筋無力症および全身性エリテマトーデスの四疾患は治療研究の対象疾患とされ、治療法解明のための研究に協力し、入院した受療者には協力謝金の名目で、国が一万円支給し、都道府県もほぼ同額を支給することとした。さらに四十八年度からは、この治療研究費については、入院、退院を問わず、社会保険各法の規定に基づく医療費の自己負担分を全額公費で負担(国と都道府県で二分の一ずつ負担)することになった。(12)最近では、この両者の分担の割合は都道府県側に増大しつつある。

■厚生省の戦略

難病対策の導入によって不採算医療としてこれまで省みられなかった難病患者に日が当たることには、これまでことあるごとに厚生省と対立関係にあった日本医師会ですら反対する理由はなかった。

適切な主任研究者の下で、臨床に偏らないで、基礎研究者や社会学者の参加を得て、「目的(疾患)指向性」の強い研究が厚生省のイニシアティブによって推進されることになった。これによってこれまでの日本の臨床医学に欠けていた全国的な疫学データや患者動態が把握されるようになった。これは日本の先進医療への新しい総合的戦略の第一歩と位置付けられて、学会からも医師会からも歓迎された。

時あたかも歴代の総理大臣のうちでも最も世論操作と官僚操縦術に長け、しかもオイルショック寸前の豊かな財政を一手に握った田中角栄総理にとっても、願ってもないタイミングと一石三鳥のアイディアとして受け止められたことは間違いない。

これはまさに大衆のなかに鬱積したエネルギーを最大限に利用し、官・学の協力によってある程度実験され、創造されたアイディアを十分に駆使したキャンベルの定義[1]による政治的(Political)モデルの公共政策の一つであることは間違いない。

しかし「難病対策」は人口十万人に数人から百人ぐらいの稀な病気を対象にしたものであり、そこに効率性を度外視して多額の公的資金を投入することには財政的な批判があっても不思議ではない。その点では恐らく厚生省の上級官僚の頭のなかには、当時成功しつつあった通産省の「傾斜生産方式」が日本産業の近代化の達成に果たした役割と難病対策との類似性が想起されていたのかもしれない。またそれまでの後追いの監督官庁から、前向きの政策官庁への脱皮のチャンスとして捉えていた可能性もある。

事実、難病対策の導入後、厚生省と大学研究機関との接触のパイプは太く、多様となり、厚生省の先進医療への研究費の補助金は急増している。大学・医療機関の先進的な研究者たちにとっては、厚生省が文部省とは違った面での良きパトロンであり得ることが認識されだした。またこのことは、難病対策の発足前にどれだけ読み通されていたかはわからないが、ともかく厚生省のその後の高齢社会への対応、政策にとっても重要な導入部としての役割を果たしたことになる。

5 難病医療と福祉——公共政策の進化

難病対策はこれまで見てきたように、ある種の政治（Political）モデルによる公共政策であった。しかしこの難病対策という公共政策の成立は、あくまで社会が一つの合意に達し、共通の道具を使用することを取り決めたに過ぎない。その誕生以来二十五年以上が経過しながら、現在も生き続けているのは、単なる慣性（Inertial）モデルとして生き残っているのではなく、時代とともに難病患者のニーズが変化し、それに対して少しでも難病患者の役に立ちたいという医療者や担当官僚の良心(good will)に基づく現場での改善・調整努力の結果、創立時には予想もできなかったような種々の手直しが行われ、再生発展し続けたといってよい。

われわれ医療者は常に難病の患者および家族が、日々何を求めているか、どういう生と死を望んでいるかに深く思いをめぐらす必要がある。当然のことながら、難病に襲われた患者はまず「自分がいま罹っている病気は何なのか、治らないのか、それが知りたい」という一心から専門医に助けを求めるのである。しかし次には「どうやら頼りにしていた医師にもよくわからない、治らない病気らしい。なぜ自分だけがこんな病気に罹ったのか納得できない」という、自分の運命に対する人生を賭けた戦い、苦悩の年月を過ごすことになる。その難病の受容の後に来るものは「残された生をどう生きていくのか。少しずつ失われていく身体の機能(ADL)、生命の質(QOL)を少しでも長く良く保ちたい」という希求であろう。

このような人びととその家族に対して、現在われわれの出来ることは極めて限られたものであることを謙虚に認めねばならない。このような患者のニーズに多少なりとも貢献してきたいくつかの事項を、福祉問題を含めて以下に取り上げてみたい。

■研究体制の発展と問題点

昭和四十八年以降、難病対策の研究対象疾患は、年々加えられており、昭和五十年には四十疾患、四十研究班にまで増加している。

さらに五十一年度からは、疾患別研究班のほかにテーマ別研究班を設置し、また類縁疾患を含めた疾患群別研究班を設けるようになった。その結果、五十二年度には三十一の疾患研究班と、十二のテーマ研究班、合計四十三研究班によって六十疾患が研究対象となっている。その予算も四十七年度二億二千万円であったが、以降毎年増額されて、五十一年度九億九千万円、五十二年度十一億、五十三年度十一億七千万円となっている。(12)

研究対象も神経難病十四、自己免疫疾患十四、消化器系難病十二に拡大していたが、昭和五十三年からは神経系疾患については、「変性性神経疾患」班と「免疫性神経疾患」班に大きく統合され、自己免疫性疾患についても、「自己免疫疾患に関する」研究班と「系統的血管病変に関する研究」班に統合することになった。これらの大型化・横断化と、テーマ研究班の推進とが相まって、複雑な疾患の問題点を縦横から攻めていく戦略がとられることになった。また難病研究は、極めて社会的要望の強い政策的研究でもあることから、治療、リハビリテーションにも力を入れ、「難病の治療看護に関する研究班」(班長：宇尾野公義)などのユニークな班も発足し、これはのちに「難病のケア・システム班」(班長：広瀬和彦)に発展した。

一方、文部省においても、昭和四十九年度から五十一年度までの三ヵ年間にわたり、特定研究の一つとして「難病の発症機構に関する基礎的研究」を取り上げ、この九部門からなる大型の「難病班」の研究はさらに三年間延長され、厚生省の班よりも発症機構に重点を置き、運動ニューロン症(班長：豊倉康夫）、有機水銀中毒（班長：椿忠雄）や先天性代謝異常（班長：山川民雄）などについて大きな成果を挙げた。

難病の調査研究の最も大きな特徴は、成因解明のために、ちょうど軌を一にして発展してきた遺伝学・免疫学の専門家が多数研究班に加わったことと、スモンの例が示すように、疫学・社会科学・福祉や行政などの広範な専門家が参加した総合的、多面的研究組織が作られた点にある。[4]

昭和五十八年の時点で、過去十年間における特定疾患対策の臨床研究の成果を要約して、国立精神・神経センター総長里吉栄二郎は、

（1）各種神経難病の疫学的調査が全国規模で行われ、その患者数、性別、発症年齢、地域差や実態が明らかにされた。
（2）難病の診断基準、検査手技、分類などが統一され、診断が容易になった。
（3）各疾患の病態が明らかにされ、欧米の病態と比較検討が行えるようになった。
（4）治療法の開発が盛んになり、難病に対する治療も一部の疾患で著効を挙げた。
（5）最も効果があったのは、一般の医家の難病に対する関心と知識が飛躍的に向上し、この結果、難病の早期発見、早期治療が可能となってきたことである。

の五点に集約され、多くの患者に救いと希望がもたらされたことを強調している。[13]

難病研究の拡大長期化と、一方では財政的制約のために、さらに厳しい自己評価システムが必要となってきたので、特定疾患対策懇談会は、昭和六十一年より新たに下部に評価調整部会を設置して、毎年の班長よりのヒアリングを公開とし、①各研究班の研究内容の評価、②二つ以上の研究班に共通する研究テーマに関する調整、③新たに研究班を編成する必要のある研究テーマに関する調整などの作業を任せた。それと並行して、研究費が特定の長老的研究者に集中することを避け、若手研究者の自主的研究の発展を期待することとした。

現在まで財政的理由から調査研究費は一年一疾患が加えられる程度で、平成七年度の調査班数は四十四班で、年間約十五億円のレベルで、研究費は横ばい状態である。一方、治療研究対象疾患患者の実数がうなぎのぼりに増加し、厚生省の財政はもとより、バブル崩壊後の地方自治体にとっても大きな財政圧力となってきた。

そこで厚生大臣の諮問機関である公衆衛生審議会の一つ、成人病難病対策部会（部会長：大谷藤郎）に平成五年七月より難病対策専門委員会（座長：黒川清）を設け、二十一世紀に向けての難病対策の現状と、その評価および今後の対策の方向につき、患者団体や都道府県からの意見聴取を含めて十五回にわたって広範囲に検討を加えた。この間、平成六年七月十八日に中間報告を取りまとめて公にし、さらに患者団体の意見を聴取した上で、最終報告を平成七年十二月十七日、厚生大臣に提出した。ここではまずこの報告を受けて特定疾患「調査研究班再編成検討委員会」（委員長：井形昭弘）が平成七年十一月より四回にわたって審議してまとめた調査研究の今後の具体的方向について述べる。[14]

(1)臨床調査研究グループの創設　従来の四十四調査研究班のうち三十七の臨床系調査研究班を、十四の「臓器別臨床調査研究班」に編成しなおし、三年を限度として各班員数を限定して一人あたりの研究費の増額と責任体制の明確化をはかった。研究対象疾患の診断基準や治療指標を適宜作成または改定することをも求めた。

(2)横断的基礎研究グループの創設　疾患にとらわれない総合的な調査研究を行うために、基礎研究、特定疾患遺伝子解析、社会医学研究(疫学研究とQOL研究)、政策的研究(リサーチソースバンク研究・緊急研究・評価研究)の四本柱が設定され、全体の研究システムにメリハリがついた。とくに緊急研究班では後述する「薬剤の適応外使用」の実態や、わが国での脳外科手術に関連したクロイツフェルト・ヤコブ病の実態(班長:佐藤猛)などが明らかになるなど成果が現れてきている。

(3)その他　研究評価体制の強化、研究発表の公開、若手研究者の育成強化(難病特別研究員の設置)、定年(七十歳)制の導入などについても、具体的な案が盛り込まれた。

■医療機関の整備と治療研究

難病対策要綱の実施のための第二の柱、医療施設の整備については、大学病院や公立病院に依存するところが大きかったが、厚生省としてはまず国立病院・療養所を受け皿として整備することとした。そのため、疾患の病態、急性か慢性かおよび総合的な対応の難易度、長期療養の必要性などから、国立病院と国立療養所の機能分担を明確にしながら、年次的に整備にあたった。すなわち、国立東京第一病院を基幹的研究・研修施設である国際医療センターとして整備し、小児難病の基礎的総合的研究を推進するための国立小児発達センターを、またリウマチ・アレルギー疾患については国立相模原病院、血液疾患については国立名古屋病院などの整備が順次行われた。

一方国立療養所においては、精神・神経・筋疾患を総合的に研究するために、国立武蔵療養所内に神経センターを整備した。これは昭和六十二年の大規模な国立医療機関の統廃合計画（十ヵ年）のなかで国立国府台病院および精神衛生研究所を統合して、精神・神経センターを整備した。これはのちに国立精神・神経センターとなった。さらに多くの国立療養所が後述するような疾患別の基幹施設として再生をはかって現在に至っている。

ここではとくに難病基幹施設に対する臨床研究部のあり方について触れ、さらに難病の治療研究の問題点について述べる。

難病の患者を一個の現場の病院で診るときに、臨床医は一体何ができるのか。かなり悲観的になってくる。それはいままでの中央検査部で可能な検査では、何も指標となるべきデータが得られないことが多いからである。何らかの実験的な治療（後述するごとく、それが許されるとして）が可能だとしても、指標となるべき検査データが必要であろう。そのためには種々のネットワークを通じて、高度な検査を国立精神・神経センターのような外部機関に委託するか、自力で検査法を開発するしかない。

こう考えたとき、難病を取り扱う国立療養所には、それを専門とする臨床研究部を設置することが不可欠であり、それがなければ、病院は「単なる難病患者の収容所に堕落してしまう」というのが私の持論であった。

そこで私たちがスモン患者病棟の設置を受け、このことを厚生省に強く主張し、昭和五十五年宇多野病院には、国立療養所としては第一号の臨床研究部の設置が認められた。それ以後、病院全体としてある程度の人員と、指向する難病が定まれば、順次臨床研究部の設置が認められるようになり、今では国立病院二十五ヵ所、国立療養所二十二ヵ所に臨床研究部が設置されている。そこにおける研究の特徴[15]は次のとおりである。

(1) 自病院で多数取り扱っている各種の神経難病、筋ジストロフィー、脳血管障害、てんかんなどの診療に根ざした課題を研究対象にしている。

(2) 長期追跡による病態や治療法の開発研究に力を入れ、多施設の共同参加によって、二重盲検法などの治療研究が行われている。

(3) 重度・複数の障害を持つ長期入院患者の病態管理上の問題やリハビリテーション、医療機器、装具開発を研究している。

比較的定員数の少ない国立療養所の現場で、臨床の傍ら、研究を続けることには並々ならぬ努力が要求される。それにもかかわらず、国療の若手臨床研究者による学会での発表論文は量・質とも、ここ十年間に飛躍的に伸び、最近では国際誌でも、そのユニークな研究のいくつかは高く評価されるようになってきた。

また平成八年より、病院・療養所の臨床研究部の運営費も外部評価委員会により、毎年の研究実績の厳しい査定に従って配分されるようになった。

国立病院・療養所全体の運営については、厚生省では昭和六十年に「国立病院・療養所の再編成合理化の基本指針」が策定され、さらに平成四年には外部の学識経験者を交えて「経営改善懇談会報告書」が提出された。これにより統廃合が進められ、国は政策医療を分担し、一般医療は民間が優先するという方針を打ち出した。平成十一年の再編成計画の見直しにより、政策医療の範囲を先駆的な医療や難治性の疾病等に特化し、政策医療の十四の分野ごとに、診療・治療研究、教育研修および情報発信を担う全国的な政策医療ネットワークを構築することになった。たとえば「神経・筋疾患（筋ジスを含む）」および「免疫異常」のネットワークでは、国立精神・神経センターおよび国立相模原病院を中心に、基幹医療施設および専門医療施設間の連携の緊密化をはかっている。

いま、国立病院、療養所は数年後に迫った独立行政法人化の嵐の真っ只中にあり、採算性を無視した医療は成り立たない。しかし社会は独立行政法人化した後も、これらの病院に不採算的な政策医療を強く期待していることは変わらない。研究的側面や若い人びとへの研修制度を持たない政策医療はあり得ないし、難病対策はその最たるものであることは確かである。この厳しい時代に、施設をあずかる立場にある人びとの、先見的で公正な指導力に期待するところ大である。

現場の医師は、難病患者または家族からどんな薬でもいいから試しに使ってほしいと頼まれることがある。しかし無原則に試行するべきではない。これについて、私は第十一回日本神経治療学会（平成六年）の会長講演で私見として次の五条件を提唱した[16]。

（1）ヘルシンキ宣言およびGCPガイド・ラインに基づいて、新しい治療研究に関するあらゆる情報が患者に知らされ、しかも患者の自由な判断が保障されること。

（2）文献的に、または動物実験のデータなどから、その疾患に対する効果を期待すべき科学的根拠があること。

（3）一定のプロトコールに従って計画され、得られた結果が公表に耐え得るように準備されていること。

（4）治療前後での指標が科学的かつ推計学的に意味があると判断し得ること。

（5）当該施設関係者以外で、かつ医学関係者以外の学識経験者の加わった倫理委員会の承認が望ましいこと。

その後、厚生省は特定疾患政策的研究部門の緊急研究班として、平成八年に「特定疾患調査研究における医薬品の適応外使用に関する調査研究班」（班長：野崎貞彦）に委託して、難病各班での実態調査を行い、実施についてのガイドラインを作成した。そのとき行われた全難病班員へのアンケート調査では、適応外使用に関心を持っているものは八七・七%で、日常診療で「しばしば使用」と「時どき使用」を合計すると四八・〇%の高頻度であった。このため上述の私案に類似した「適応外使用指針」が公にされたが、関係班員のなかですら、あまり周知されていないようである。

また難病を対象とする医薬品や医療用具は、その必要性が高いにもかかわらず、患者数が少なく市場性が低いために十分に研究開発が進まない状況にある。

このようなオーファンドラッグ（稀少疾病用途薬品）の開発研究費を支援すべく、厚生省薬務局は稀用医薬品の開発を支援し、承認申請の簡素化をはかることとした（昭和六十年六月）。これを踏まえて、平成五年四月に「薬事法および医薬品副作用被害救済、研究振興基金法の一部を改正する」法律を公布した。

この稀少疾病用途薬品は、対象患者がわが国において五万人未満で、医療上とくにその必要性が高いものの申請を受けて、中央薬事審議会の意見を聞いて厚生省が指定するものとした。医薬品機構は助成金の交付、税制措置、指導助言、優先審査などの便宜を図ることとした。平成十二年六月十九日現在一四一品目が指定され、このうち六十七品目がすでに承認されている。難病関連では、多発性硬化症、重症筋無力症、ALS、脊髄小脳変性症、A原発性胆汁性肝硬変などの治療薬が指定されている。

■財団・協会の役割

難病対策が発足した翌年、昭和四十八年十月に、難病研究の振興、国民の健康・福祉の向上のために民間の推進母体として、医学研究振興財団（初代理事長：山本正淑）が設立された。この財団は、昭和五十九年より「難病医学研究財団」と名称を変えて、現在も続いており、その主たる事業は次のとおりである。

（1）**一般シンポジウム**　臨床の医学者以外に基礎医学者、工学系学者、経済学者や評論家などを招いて、「一般シンポジウム」を開催し、「遺伝と環境」「老化とは何か」「固体と集団」「生命の見方」など、難病克服への視点を踏まえた幅広いシンポジウムを開き、出版物を刊行した。

（2）**国際シンポジウムとワークショップ**　国外からの著名な研究者を交えた学術研究集会を毎年二〜四回開催した。「アジア地域における多発性硬化症」（昭和四十九年）、「遅発性ウイルス感染症」（昭和四十九年）、「膠原病と血管病変」（昭和五十年）に始まって「免疫不全」（昭和五十一年）、「ベーチェット病」（昭五十六年）などが次々と取り上げられた。「筋ジストロフィー症」のように、昭和五十年、昭和五十五年と二回にわたって取り上げられたテーマもあり、多くの研究者にとって今後の研究のヒントとなるような企画が多かった。

（3）**セミナー**　海外より講師を招いて、合宿形式で、若手研究者を対象にした三年連続のセミナーを開催した。そのテーマは、「神経生物学」「遺伝学」「組換えＤＮＡ」で、この受講者のなかから多くの新進の難病研究者が輩出している。

（4）**研究奨励賞金**　毎年数人を選んで中堅研究者を対象にして厳正な選考により研究奨励金を交付している。

（5）**講演会**　さらに最近では年一回、全国保健婦を主たる対象にして、「難病研究の進歩」を各班の班長に逐次講演を依頼して、研修の実を上げている。

昭和五十四年度に東京で開催された「重症筋無力症国際シンポジウム」に招待されたジョン・Ａ・シンプソンは、重症筋無力症が胸腺で産生された抗体の神経筋接合部でのブロック作用であることを予言した著名な神経学者であり[17]、長らく *J. Neurology and Neurosurgery* の編集主幹を務めていた人である。彼はこの財団の組織したシンポジウムの成功を高く評価しているが、研究の進め方に関しては「ある研究において、まったく新しい面が開かれてくるというのは、任命された研究チームで行う場合にはめったに起こらない。たいてい、個人的に、自然科学のある分野から別の分野へ概念を転換させたら新奇なインスピレーションや『側面からの思考』が湧き起こり、その結果そうなったという場合が多い。〔中略〕だから、若干の施設に対して、豊富な症例を長期にわたって深く研究するように奨励し、そこに働く研究者たちに対しては、定期的に自分たちの観察結果を話し合う会合を持ち、相互の信頼の下に検証可能な仮説を立てていくようにさせることが望ましい」と述べている[17]。今後の難病研究とそれを支持する財団のあり方に対して、極めて示唆に富んだ提言である。わが国での多発性硬化症のHTLV-1説に触発されて、井形昭弘らのグループが発見したHAM[18]や最近では国療宇多野病院のてんかんグループの共同研究によって、内側型側頭葉てんかんのサイトカイン説[19]などがこれにあたるものだろう。

難病に関する財団や協会としては、このような難病対策をトータルに捉えることを目標としたものがまずスタートしたが、その後、精神神経疾患研究振興財団（理事長：里吉栄二郎　若手研究者への奨学金交付など）、日本二分脊椎・水頭症研究振興財団（理事長：松本悟　若手研究者への奨学金と患者・家族教育など：因みに本財団が刊行している患者向けのサーキュラーは患者と家族に生きる勇気を与える素晴らしいものである）、日本多発性硬化症協会（会長：菊地清明　研究奨励と患者の教育および相互の交流など）、日本ALS協会（会長：橋本操）のように疾患対象を限定したものも誕生してきた。

財団ごとにその設立の歴史、目的が少しずつ異なっているが、現下の財政難のなかで、それぞれに創意工夫を凝らして健闘している。

私はかつて米国のパーキンソン病患者の家族が書いたパーキンソン病に関する半専門書を翻訳したことがあった[20]。そのとき、日本の患者会や家族の手記、体験記と比較して、彼らが個人として難病に対峙して一歩もたじろがない姿勢に強く打たれた。とくに難病の実験的治療に参加する患者の一人一人の勇気と医師-患者間の同志的な協力関係が新しい治療法を生み出していることに強い共感を覚えた。

それと同時に米国では、パーキンソン関連だけでもいくつかの財団が活動しており[20]、それぞれが多額の研究費の支援や治療情報の速報、保健婦の教育など、多彩な活動を行っていることを知った。わが国でも今後、官に頼るだけでなく、このような領域に多くの専門知識を持ったボランティアの参加が望まれる。

また財団の運営方針も今後は、国際化を見越して、今までよりもアモルフォス（不定形）な、未知の領域の仕事に基金を投入するだけの先見性と勇気、また現場感覚と成果重視の気風が必要になるのではなかろうか。

■難病医療の福祉との連携[21]

難病患者の多くが完治することが困難な長期慢性疾患患者であることを考えれば、当然在宅ケアを含む包括的医療システムを創造することの必要性は明らかである。しかし患者は広域に居住しており、症状も進行性で、慢性期あり、予知できない増悪期あり、その時どきに高度医療と人手を要する介護の両方が必要であることから、そのケアのシステム化は容易でない。東京都では、早くから都立神経病院が医師会とタイアップして、神経難病患者の検診を始めており、これが退院患者の在宅看護のための医療相談室を創設する契機になった[3]。

私たちが京都の保健所と接触するようになったのは、昭和五十二年に京都府下四町で、京都府の委託により「パーキンソン病の有病率」を悉皆調査したときからである。その後、向陽保健所に招かれて難病対策の講演をした。私はこのとき保健婦たちの新しい医学知識に対する素晴らしい吸収力に強い感銘を受けた。

これがきっかけとなり、宇多野病院の医師たちが交代で京都府下保健所へ出向して「難病相談」を支援することになり、京都府衛生部のバックアップによって、このシステムが府下全保健所に拡がった。これとほぼ同時期に、大阪吹田保健所、富山保健所、横浜、北海道などの各地で同様の試みが行われるようになった。これを受けて平成元年度より、厚生省疾病対策課は「難病患者医療相談モデル事業」を開始し、さらに平成二年度からは保健所の訪問看護にも府県への補助金を出すこととした。次いで、これらの新しい動きと連動して、平成八年の難病対策専門部委員会の最終報告では、福祉との連携が以下のように図られることとなった。

(1) 保健所を核とした地域ケアシステムの構築　平成九年度より新しく発足した地域保健法では、保健所の機能の一部を地方自治体に分権委譲するとともに、保健所を統合、広域化し、医療情報のコーディネータとしての機能を強化することとなった。すなわち、新しい保健所は「AIDSなどとともに難病に対しても、高度かつ効率的な保健指導の実施主体あるいはコーディネータ」となり、地域医師会[22]、医療機関、市町村、保健・医療・福祉機関を含めた総合的な地域ケアシステムの構築および情報提供や研修などを充実、推進することとなった[23]。

（2）地域支援ネットワークの構築

これまでの難病対策のなかで調査研究の成果の広報化、専門医および専門医療機関へのアクセス、一般医師および患者への情報提供の流れが極めて不充分であったとの反省の下に、国の補助による「難病情報センター」の設置の方向が提案された。また、国立療養所犀潟病院が中心となって、「国立療養所神経筋難病研究グループ」の製作により、インターネット上で神経筋難病情報が次々と流され、その内容も次々と改訂されて、最近（平成十二年六月）までに十三万人以上のサイト・ビジターが数えられている。

一方、ALSを中心とした重症難病患者で、在宅ケアを希望する患者・家族が増えてきたのに対応して、緊急研究班として「ALS等の患者の療養環境整備に関する研究班」（主任研究者：佐藤猛）、基礎研究部門のなかに、平成十年度には政策的研究「神経難病医療情報整備研究班」（主任研究者：木村格）、次いで平成十一年度には「特定疾患対策の地域支援ネットワークの構築に関する研究班」が継続して研究活動を推進している。

これには地域的にも北海道から東北、関東、中部、近畿、中国、四国、九州の各大学研究者と国立病院・療養所などの難病医療実践の研究者を網羅して、全国からの班員が参加している。そこでは各地の特殊性を考慮して、たとえば、新潟市の例が示すように、行政、福祉公社、患者会、ボランティアグループなどが緊密な連携により、難病患者の病状の進行に応じた在宅ケアの確保のためのケアネットワークを創設している。[21]

これらを受けて、平成十一年から厚生省は「重症入院施設確保事業」を予算化し、各都道府県は難病医療連絡協議会の設置、難病専門員の配置、拠点協力病院の選定、相談窓口の設置などの事業を開始した。

（3）**その他**　難病患者のQOLの向上を目指して、ホームヘルプサービス、ショートステイ事業および日常生活用具（便器、特殊マット、体位変換器など六種）の給付事業などを新たに創設することになった。

■**公的介護保険の導入と難病対策**

わが国は、平成九年から数次の国会審議の末、医療（健康）保険、年金保険、雇用（失業）保険、労災の四種類の公的（社会）保険制度に次いで第五番目の公的介護保険制度を導入することが可決された。

この介護保険制度では給付対象が第一号被保険者は、六十五歳以上の者であり、第二号被保険者を「四十歳以上、六十五歳未満であって、その要介護状態の原因である身体上または精神上の障害が政令で定める十五の疾病（特定疾病）によるもの」と限定している。

このなかには難病対策の対象であるALS、パーキンソン病、後縦靭帯骨化症、シャイ・ドレーガー症候群、脊髄小脳変性症が指定されている。また難病に関連した疾患としては、初老期における痴呆、慢性閉塞性肺疾患、慢性関節リウマチ、脊柱管狭窄症などがある。ドイツで先行している公的介護保険制度の場合は、給付対象者の年齢制限がないのと比較すると、この十五種の「特定疾病」だけへの限定には疑問が残る。

すでに見てきたように、難病に対する福祉政策は平成八年より実施されてきたのだが、これが新しい介護保険の導入により、難病としてのサービスの低下を招くのではないかという危惧が患者家族はもとより、市町村からも示唆されていた。とくに重症で、在宅人工呼吸療法などを受けている難病患者に対しては、限定された介護サービスではほとんど役に立たないことは明らかである。このため、今後介護サービスに医療行為を含むための法改正、技術指導の必要性など、新しい問題が生じている。

公的介護保険の導入そのものがかなり拙速を選んだ経緯からも、種々の手直しが必要であり、難病対策の場合と同様に現場の意見を反映して進化を遂げていく必要があることは明らかである。

6　難病対策の未来像

最後に、難病対策の二十一世紀の姿を予測してみたい。まず難病対策の長期的な未来を考えるときに、もはや逼迫した国家財政のなかで国が特定の疾患だけを難病に指定し、それに対してだけ効率を省みずに多くの補助金を投入するような仕組みには国民の多くの支持が得られなくなりつつあることを前提にせざるを得ない。

キャンベルが推論しているように、国の公共政策の転換はエネルギーとアイディアの組み合わせで決められていくとすれば、難病対策は政治型モデルとしてスタートしたが、エネルギーが不足してくると、いかにアイディアがあっても、他に今回の公的介護保険のような、より強力なエネルギーを持ち、包括的なアイディアが提案されれば、認知型（Cognitive）モデルと化して、より大型の政治型モデルのなかに組み入れられる運命にある。

福祉国家の元祖であった英国をはじめ欧州各国で、国家財政の逼迫とともに福祉への公共支出を削減し、福祉供給における行政部門の役割を縮小して、インフォーマル（家族や隣人による）部門、ボランティア部門および営利企業（受益者負担）部門の役割の増大をはかっている。いわゆる福祉多元化(welfare pluralism)[25]によって対応し始めている。これはもちろん、財政難が最大の要因であるが、同時に国民のニーズの時々刻々変化する多様化への対応と、福祉政策の効率化、個性化を狙ったものでもある。今回のわが国の公的介護保険がすでに露呈し始めているように、多くの国民はお仕着せの福祉には拒否反応を示すほどに成熟しつつある。

一方、これまで見てきたように、過去四半世紀の間、難病に悩む患者と家族のために日夜現場で努力してきた医療人と行政の人びとの善意によって開拓された新しい医療と福祉の領域での多くの経験と実績は、今後いろいろな機関によって受け継がれ、貴重な財産として生かされていくであろう。

このことは、公共政策としての難病対策は、大きな手直しや縮小を余儀なくされるかもしれないが、わが国で誕生したユニークな難病対策の手法や業績は、二十一世紀にも形を変えても生き続けていくことを意味する。

それでは、これまでの難病患者のための制度あるいはシステムとして進化してきたものはどうなるのであろうか。現在、わが国の過度の公共投資依存の経済構造全体が行き詰まり、その改革の手法として、私的ベンチャー企業やＮＰＯの発展に未来が託されているのと同様に、難病対策は、今後もいくつかの曲折を経ながら、より個人の自発性に根を下ろした新しい形態に移行していく可能性がある。これに対応して、難病対策の推進に大きなエネルギー源であった「患者の会」についても、私自身も最近、時間が出来たのでボランティアとしてお手伝いをしているが、これからはより広範な階層、職業の人びとを取り込んでいくような発想の転換が必要であろう。[24]

これまでのように政府の省庁が直接的に疾患を特定して補助金を出し、監督権を独占するのではなく、英国などで実行されているようなカウンシル（評議会）に大きな財政的裁量権を与えたほうが、より弾力的な対策が打ち出せると考えられる。

一方、難病に悩む患者とそれを支える善意を持った医療人、病院組織などが、自発性を持って財団組織を創生しなければならない。その新しい財団は形式的なものでなく、独自の企画力、綿密な調査能力、多面的な折衝能力を備えなければならない。それを支えるマンパワーとしては、善意の医療人のみでなく、広範な医療と福祉の専門的学識を持ち、行動力があり、かつ執行の責任をも持ち得るプロフェッショナルの参加が必要である。

そのようなプランは、現在は夢物語のようにも思えるが、これまで見てきたように、欧米にも、また日本の一隅でもすでに芽生えつつあるのである。

(筆を擱くにあたって、本章の完成までにお世話になった福原信義先生に厚く御礼申し上げるとともに、人見英子さんに本文の整理、作成に多大な援助を得たことを記して深謝する)

【参考文献】

(1) ジョン・C・キャンベル『日本政府と高齢化社会』三浦文夫・坂田周一監訳、中央法規、一九九五年。
(2) 白木博次「自治体(東京都を中心に)の医療行政の基本的背景」『ジュリスト』五四八、一九七三年。
(3) 川村佐和子他『難病患者とともに』亜紀書房、一九七五年。
(4) 祖父江逸郎、杉村公也「スモン研究の流れ」祖父江逸郎、田村善蔵編『スモン研究の経緯とその解析』医歯薬出版、一九八五年。
(5) 田村善蔵「〈病因論的研究〉中毒説」祖父江逸郎、田村善蔵編『スモン研究の経緯とその解析』医歯薬出版、一九八五年。
(6) 柳川洋他「スモンの疫学」祖父江逸郎、田村善蔵編『スモン研究の経緯とその解析』医歯薬出版、一九八五年。
(7) 下山田行雄「スモン訴訟から見た医療と人権」『ジュリスト』五四八、一九七三年。
(8) 西谷裕「医学の進歩と医師の生涯設計」*Medical Immunology*, 20(2), 1990.
(9) 大谷藤郎「第一章　夜明け」あゆみ編集委員会編『国立療養所における重心・筋ジス病棟のあゆみ』第一法規、一九九三年。
(10) 西谷裕「医療と社会福祉」西谷裕編『医療福祉論』嵯峨野書院、一九九七年。
(11) 進藤宗幸『福祉行政と官僚制』岩波書店、一九九六年。
(12) 厚生省公衆衛生局難病対策課『難病対策ハンドブック』社会保険出版、一九八二年。
(13) 里吉栄二郎「難病対策ー臨床的研究を中心としてー」『医学研究振興財団一〇年のあゆみ』医学研究振興財団、一九八三年。

(14) 黒川清他「難病の研究と治療の歩み」『からだの科学』一九〇号、一九九八年。
(15) 斎田孝彦「臨床研究の在り方（国立療養所の立場より）」国立療養所における神経内科のありかた委員会編『国立療養所神経内科の現状と将来』一九九四年。
(16) 西谷裕「神経難病治療の過去・現在・未来」『神経治療』十一巻五号、一九九四年。
(17) ジョン・A・シンプソン「重症筋無力症の共同研究」『医学研究振興財団一〇年のあゆみ』医学研究振興財団、一九八三年。
(18) 井形昭弘「神経系の難病」『難病研究一五周年の軌跡と成果』難病医学研究財団、一九八九年。
(19) Kanemoto K etal : Interleukin (IL)-1b, IL-1a, an dIL-1 receptor antagonist gene polymorphism sin patients with temporal lobe epilepsy. *Ann Neuro,* 147 : 571-574, 2000.
(20) スー・ドーフィン『パーキンソン病——その謎、研究と明るい未来』西谷裕訳、診療新社、一九九六年。
(21) 西谷裕「難病患者の福祉」『からだの科学』一九〇号、一九九八年。
(22) 愛知県医師会『難病相談室二〇年のあゆみ』開設二〇周年記念誌、二〇〇一年。
(23) 高久文磨他「座談会2」『難病財団のあゆみ、これからの発展』設立二十五周年記念誌、難病医学研究財団、二〇〇〇年。
(24) 西谷裕「〈難病相談〉をめぐって」『難病と在宅ケア』七巻五号、二〇〇一年。
(25) ノーマン・ジョンソン『福祉国家のゆくえ—福祉多元主義の諸問題』青木郁夫・山本隆共訳、法律文化社、一九九三年。

第4章　巨大な隣人、中国とどう共生するか

1　中国の十日間

■上海・蘇州にて

今年（昭和六十三年）の九月二日から十二日まで、本院斎田恭子医長とともに中国河南省の招待で、河南省の首都、鄭州の省立人民病院での講演会と名誉院長称号の受

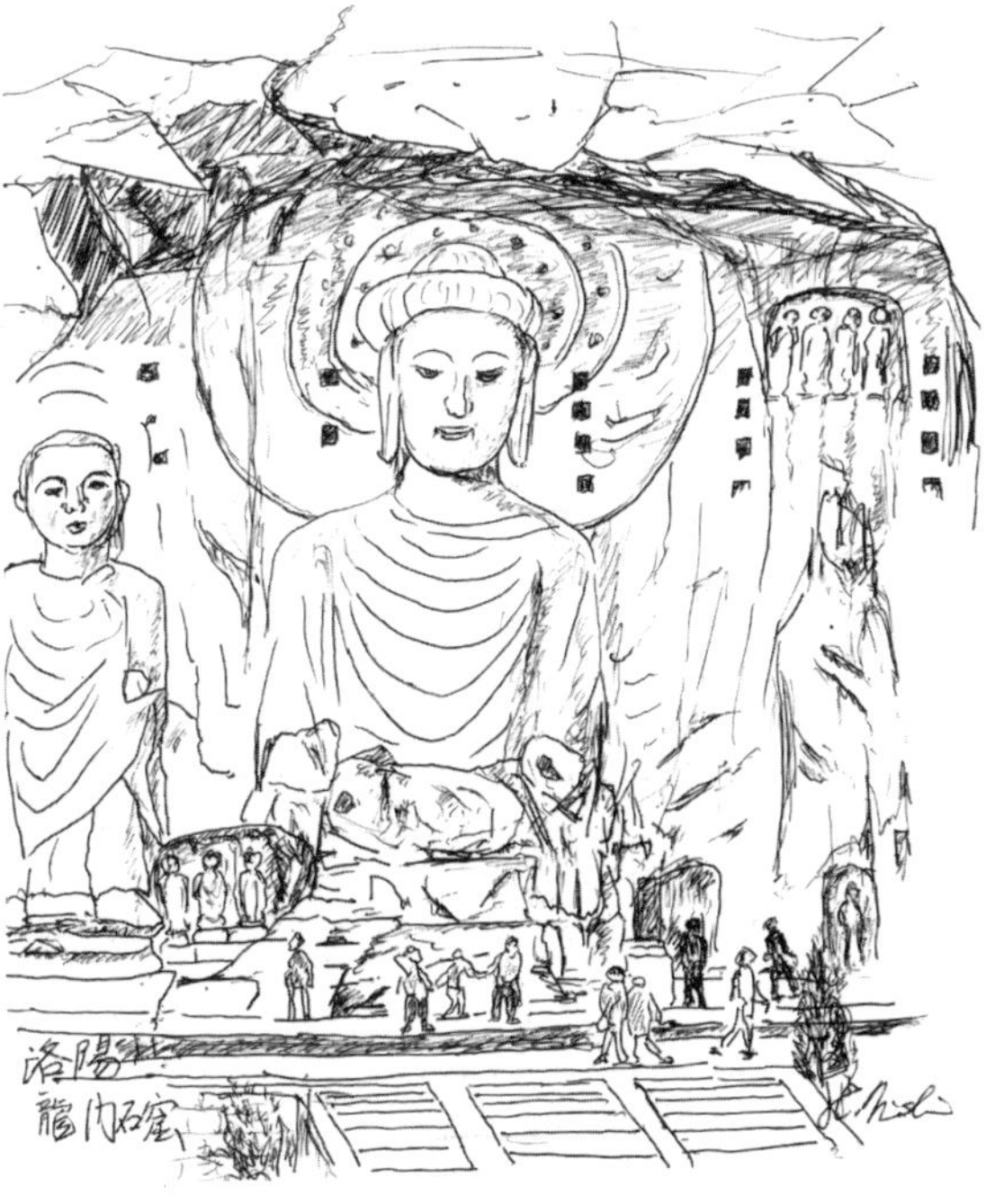

諾、医学交流の打ち合わせなどをかねて訪問した。河南省は、人口八千万人。その首都鄭州は、人口百二十万人で、中国を東西南北に結ぶ鉄道の大動脈、瀧海線(蘭州・上海)と京広線(北京・広州)が十字に交差する交通の要衝である。わずか十日で中国についてわかったようなことを述べるつもりはないが、幸い大変日本語の堪能な中国人医師宋新光先生にその間ずっと付ききりで世話になり、いろいろと本音の話を聞くことが出来たこと、および上海〜蘇州〜鄭州〜西安〜北京の間を少人数で旅行し、そのうち三日間は夜行列車で過ごしたので、短期間の割合にいろいろとおもしろい経験をした。記憶の薄れぬうちに小室光医師会長のおすすめに甘えて思いつくままの中国印象記を書かせていただくことにした。

クリスマスカードと一緒に王國斌病院長からの招待状が送られてきたのが昨年の十二月であった。出発ぎりぎりまで日航機が満席で、十日前になっても座席が取れずはらはらしたが、予定通りの便で発つことが出来た。

日航機はたしかに満席であったが、上海空港は日本のごった返している空港風景からすると、これが中国の大きな入口の一つとはとても思えないくらいひっそりとしていた。これはやはり空路の便数が少ないためと思われ、中国への出入りのむずかしさを暗示していた。

今回の旅行のすべてを計画してくれた河南省人民病院の宋新光先生の周到な準備のお陰で無事ホテルに着いた。案内された錦江飯店は、旧フランス系の古めかしいが落ち着いたホテルであった。夜の招宴の後、ホテルの近くの延安中路を少し歩いてみた。ショッピングというには店頭は品薄で街路は暗かったが、それにもかかわらず想像以上にカラフルなファッションの雑踏だった。

上海に着いて二日目の早朝、われわれは、二台の車を連ねて雨中を蘇州へ向かった。杭州へも行く予定であったが、数日前からの雨で道路が途切れているとのことで、これはあきらめた。

上海の下町を通ると、まだ七時前というのに路地という路地から通勤を急ぐ人びとがうんかのようにわき出してくる。街角の多くの食堂には、朝食を外食でとる人が多いのか、すでに多くの人だかりがみられた。あいにくの雨も大して気にならず、蘇州までの道は、見るものすべてが珍しかった。車の中からの見渡す限りの肥沃な稲作地帯は印象的であった。車は必ずしも平坦とは言えない一直線の砂利道を、絶えずクラクションを鳴らしながら、時速百キロ以上で飛ばし、傘をさしたり合羽にくるまった自転車の列とすれすれに行きちがう。中国ではいま、自動車対自転車の事故が急増しているということだったが、彼らの運転は「神風」級を超えていた。これ以上車が増え出したらどうなるのだろうか。

複雑に錯綜する運河、これが荷物の運搬にはトラック以上の役を果たしているようだ。のどかな田園のなかに数多く点在する三、四階建ての煉瓦作りの工場群など、建設途上の国とそこに働く人々の活気をかいまみた思いがした。しかし、これらの工場排水による汚染はすぐに農作物に影響するのではないだろうか。有吉佐和子の『複合汚染』を思い出した。

二時間ぐらいで着いた蘇州は小さな水路が縦横に走り、小路とか家と家との間をつなぐいくつもの小さな橋が水に影を落とす、しっとりと落ち着いた水郷であった。拙政園は中国四大名園の一つとして有名だが、そのあずまや風の建物とそれを巡る回廊が池に映えて美しい。獅子林は大湖石で出来た築山で、その規模と奇観は一見に値した。また蘇州の北西の小高い山、虎丘にはその起伏を利用した雲岩寺があり、奥には千年以上の歴史を持つ七層の八角塔が少し傾いて建っていた。入場券の裏には「到蘇州而不遊虎丘、乃是憾事」という蘇東坡の文章の一節が引用されてあった。

■河南人・上海人・日本人

同行者のなかでは四十八歳の宋新光先生が日本語が堪能であり、われわれとはもっとも会話が成立しやすいのだが、それでもしばしば筆談で「あの字は簡易漢字以前にはどう書いたか」など聞かねばならず、彼はそれをすべて筆でさらさらと自分の手の掌に書いては消し、消しては書いてわれわれに教えてくれた。しかし、彼より一世代若い趙志剛先生夫妻は古い漢字は全く知らなかった。幸い、趙先生の奥さんはチャーミングな中学校の英語の先生で、きわめて美しいわかりやすい英語をしゃべってくれたので助かった。

一方、上海での案内役の上海衛生局外事部の許偉光さんは、ぺらぺらと英語をしゃべり、きわめて愉快な人物だったが、この人の英語の発音はなかなか難解で、私と斎田女史とはひそかに上海なまりの英語なのだろうと結論づけて、半分以上わからないままで話し合っていた。上海、蘇州の旅行に付き合ってくれた上海医科大学徐部民助教授（われわれは名前が覚えられずに彼をプロフェッサーと呼ぶことにしていた）のほうは英語がほとんどしゃべれなかった。中国語はなかなか雄弁で、如才ない人であった。当初この二人の役割がわからなかったが、結局、河南省の招待ではあっても、他の省の案内にはそれぞれの地区の行政担当者が同行することが規則になっているらしい。またプロフェッサーは、超先生が一年間上海に留学していたときの先生であり、河南人にはむずかしい上海でのいろいろな交渉役を引き受けているようでもあった。たとえば、その夜、上海に帰って来て、次のスケジュールの上海雑技団見物まで一時間ぐらいの猶予しかなくなったときに、二軒の食堂をまわって、プロフェッサーは立て板に水でまくしたて、何とか開幕時間までに夕食を間に合わせてくれた。早口の上海語で国営食堂のウェイトレスを脅したり賺《すか》したりしているのを聞いていると、上海に住むことはなかなか大変なエネルギーを要するらしいことがわかった。

この総勢七人が、一日旅行しているうちに宋先生のグループ（宋、趙夫妻）と、徐、許さんのグループの間になかなか会話が成立しにくいことがわかった。きっすいの河南人のインテリで、北京生活の長かった宋さんにとっても上海語（上海なまり）は極めて理解困難らしかった。だからこの七人の旅行グループは二人の日本人と三人の河南人と二人の上海人というお互いに異なる言語思考を持つ三つのグループからなっていると理解したほうがよく、それぞれのグループ間での会話には苦労することになった。たとえば、プロフェッサーが何かを私たちに説明するときは、外事部の許さんからわかりにくい英語に通訳されてわれわれに伝わるか、または一年以上、上海に留学したことがあり、上海なまりのわかる趙先生を介してから宋先生に日本語で話してもらうことになった。

宋先生一行はすべてのスケジュールの準備のために九日も前から上海に乗り込んで来たそうで、上海での生活事情がわかってくるにつれて、河南省からぽっと出てきて、上海での招待を失礼のないように遂行するためには大変な労力を要することが理解出来た。たとえば、中国に来るとき「上海の空港に出迎える」ということまできちんとスケジュールが作られていながら、最後になるまで上海での宿泊場所が知らされず不審に思っていた。おそらくこれも上海という混雑した大都会で、ある特定の日にこのような高級ホテルを取ることが大変困難なためであったらしい。このことは、西安での連絡の行き違いで夜中に駅で野宿することになったり、帰途の北京で同様の経験をしてみてやっとわかった。

中国での日本語勉強熱は、かなり盛んで、何人かの若い人たちから日本語で話しかけられてびっくりした。やはり、漢字がほぼ共通していることは、「読み」の点で外国語学習の困難をかなり減ずるのであろうと思われ、それに習慣上のギャップも少ないことを考えると中国の「日本を見習い、日本に追いつけ」という方針は一つの国の方針となりつつあるようにみえる。

このような広大な中国の多様な風土とさらにその民族の歴史的背景などを考えてくると、上海人の性格に対しては、たとえば、アメリカ人が「ニューヨークはアメリカではない」と言うのと類似した感覚を他の地域の中国人は抱いているらしいこともよく理解できる。また中国には現在五十以上の民族が生活しているが、お互いにちょっとしたしぐさや服装などですぐ識別できるらしい。万里の長城で色鮮やかなチマチョゴリをまとい陽気に歌い、踊っている集団を見かけたとき、宋先生は、あれは東北地方に住む朝鮮民族の旅行団だと教えてくれた。

これは一つの推論だが、多数の民族から成り立つ中国という国家が何千年にもわたって分裂、統合を繰り返しながらも、今日近代国家としての統一性を保っているのは、文字の共通性は無論だが、中国の中心をなす漢民族が強烈な中華思想を持ち、他民族に対する強い統治能力と他文化に対する大きな同化能力を合わせ持っていることによるものではないかと考えられる。これらの点については、社会学的にも現実の国際政治の上でも興味ある問題のように思われる。

■「掛軸さん」と「エクスチェンジ」

鄭州の西方の運河沿いの寒山寺は日本人に最も好まれるらしく、彼らもわれわれが喜ぶことを承知で案内してくれたようである。日本人にとっては寒山拾得が画題の人物として有名であり、また中学時代に読んだ森鷗外の文章の記憶を呼び覚ましてくれるという点でも嬉しいわけだが、やはりその静かでこじんまりとした禅寺のたたずまいが気に入るのではないだろうか。その上、ここには清朝の有名な学者愈樾の書になる張継の「楓橋夜泊」の七言絶句の石碑がある。大変な名筆で、その拓本を掛軸にしたものがこの寺の出口で売られている。

私も斎田女史も、この寺の印象とその立派な拓本の掛軸と百四十元という手ごろな値段に引かれて一本ずつ買ってしまった。買いながらこれからの長旅の間これをどうして持ち運ぶかな、とちょっと不安にもなっていた。帰国後、読んだ日本人の中国旅行記によると、中国人の観光ガイドの間では日本人の掛軸好きは大変有名であり、数本の掛軸を買い込んで背中に斜めに背負って持ち帰る様子をひそかに「掛軸さん」と呼んでいるようである。

さて、私たちは、この日初めて使う中国紙幣（これは前日ホテルのカウンターで交換してもらった真新しい外貨兌換券であった）で掛軸の代金を支払おうとしたところ、傍らでこれを見ていた英語がほとんどできないはずのプロフェッサーが、これを強く押しとどめて、大声で「エクスチェンジ！　エクスチェンジ！」と叫びながら自分の財布からよれよれの紙幣でさっさと二人分の支払いを済ませてにこにこしている。同行の人たちもそれ以上エクスチェンジの意味を説明してくれないので、私は彼の娘さんが「近く日本に行くかも知れない」と話していたことを思い出して、外貨の持ち出しにくい国のことだから娘さんが日本に行ったとき「交換的」に何か買ってくれるようにと心配りしているのかなと思案しながら、とりあえず「謝謝」とお礼を述べて終わった。

ところが、行く先々でカメラのフィルムとか、ちょっとした品物を買おうとすると彼がまた「エクスチェンジ！」と叫んで支払ってしまうのである。そこではたと思い当たったのは『中国旅行案内』で読んだ人民幣と外貨兌換券の違いである。外国人は外国貨幣を一定レート（当時は一元＝三十八円だった）で交換して、外貨券で高級品や輸入品など人民幣では買えないものも買える。とくに友誼商店とよばれる外国人用の高級品店では外貨券でしか買えないものが多い。その結果、外貨券一〇〇元と人民幣百三十〜百七十元の交換率でのブラックマーケットすらあるらしい。だから、「人民幣で買えるものを外貨券で買うなんてもったいない、それなら私が立て替えておくから後でエクスチェンジしてくれればよい」。これがプロフェッサーの言いたかったことらしかった。どうりで同行の人々はこの会話を聞いても知らん顔、いやむしろこのプロフェッサーのやり方にちょっと腹を立てているような顔つきであったのもわかった。

後で、斎田女史に相談すると彼女もおそらくその推論は正しいということになり、二人で立て替えてもらった金額をそっと彼に渡すと自分の好意（？）がわかってくれたかという具合に、愛想よく受け取ってくれた。このような貨幣二重制は中国に外貨保有高が少ないことからきているものであろうが、気が付いてみるとホテルの滞在費から友誼商店の品物まで、われわれ外国人は中国人と比べて倍ぐらいの値段を払っているらしいのである。帰国後、十一月ごろの新聞にこの二重制は廃止することになったと報じられていた。

かくて、上海での二日目、というか中国でのレッスン二日目は、上海雑技団のパンダの曲芸に興じながら、一方ではこれは先が思いやられるなという感慨におそわれていた。

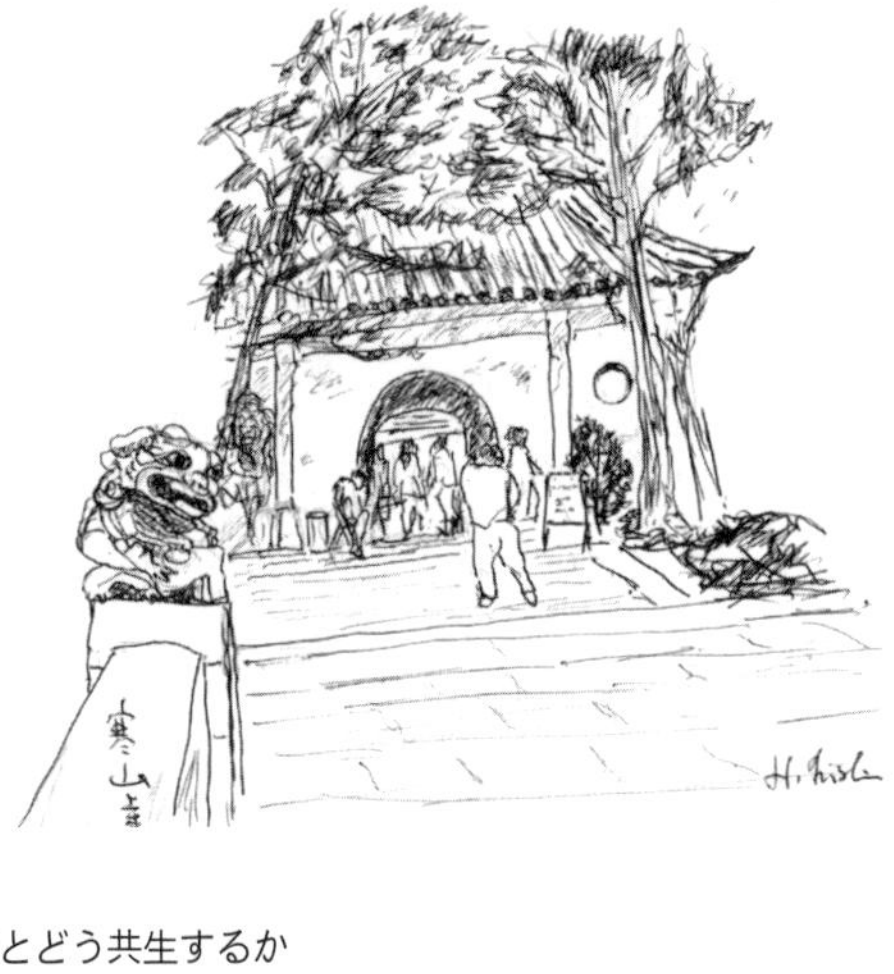

■中国医療事情

三日目、上海を午後四時頃に瀧海本線で西へ向かう夜行列車に乗り込んだ。日本の昭和二十年代の感じの車両を二十両くらい連ねた満員列車で、翌朝十一時にやっと目的地、鄭州にたどり着いた。車中は、「軟坐」(一等寝台車をこう呼び、普通座席は「硬坐」と呼んでいる)でゆったりと眠れたために、予想していたよりも快適な旅であった。

鄭州は、他の中国の大都会と同じように大きな直線的に交叉する街路が、よく育ったポプラ並木で縁《ふち》どりされた、緑の多い美しい都市であった。とくに宿泊所となった国際飯店の六階の窓からの眺めは、緑の森の中に五、六階建ての煉瓦作りのビルが点在して見え、そのゆったりとした都市のたたずまいは、日本のそれよりも欧米のそれに近い印象すらあった。

われわれのここでの四日間は、省政府の差し向けてくれた公用車「上海」二台と二人の運転手さんのお陰で大変快適であった。時には、この二人の運転手さんもわれわれの一行と昼食を共にしたりするので、最初はちょっととまどった。しかし、これが中国では普通のやり方のようで、北京でも同じような待遇を受けてみてだんだんわかってきたが、要するに一つの国家企業体ごとに効率を度外視して相当のゆとりが確保されているともいえるし、また、国家社会主義と中国三千年の確固とした官僚主義との奇妙な結合がここに見られるようでもあった。また、これを急速に効率中心で解決しようとすれば、「待業青年問題」に見られるような失業者の急増をもたらすかも知れないのである。

河南省の神経内科医のための研修講演は、九月六日、七日と二日間にわたって、河南省人民病院の講堂で行われた。私と斎田恭子先生が、筋疾患や錐体外路系疾患、多発性硬化症などの六つのテーマを選んで、二人が交互に二時間ずつの講演を行った。日本語の流暢な河南省医学情報研究所の李伯齢先生に通訳していただいたので大変助かった。

河南省全域の約四十〜六十人の医師が参加し、終始熱心に聴講され、とくにスモンなどの神経中毒や免疫性神経系疾患の治療については核心的な質問も多く出された。全般的に中国の医師たちは最新の医学雑誌類の不足にもかかわらず、熱心に情報を集めようとしている。診断面では、ME機器などはかなりよく揃っているが、平均的にいえば日本の医療と比べて二十〜三十年ぐらい遅れている。

河南省人民病院は、一九〇六年に開封福音医院として二百五十床の病院でスタートし、現在は八百五十七床（うち神経内科五十五床、老人センター百四十床）、年間入院患者数一万四千八百人、外来患者一日二千二百人という大規模な病院である。職員数は千五百五十二人で、医師数も四百人を超えている。しかし、その割に看護婦数が極めて少ないような気がした。それについては、後日、日中医学協会の招待によって来日した中国衛生部の顧英奇副部長らとの交流会の席上で質したところ、やはりその通りだと認めておられた。

河南省の人口を八千万人とするとそれは日本の本州に匹敵しており、そのセンター病院としてみるとその後進性は否定できない。治療面でも高価な医薬品がかなり切り詰められているらしく、ことにパーキンソン病に対するL－ドーパ治療の話をしてもあまり役に立たなかったかも知れないと感じた。わが国でもてはやされている漢方も実際には中国の医薬品不足と医療従事者の不足をカバーするためのものとの印象を持った。

中国の保険制度全般について詳細な報告をするほどの資料はないが、国家公務員は政府が、工場、企業の従業員は企業が、医療費を負担している。また工場従業員の子女と父母に対しては医療費の半分が公費負担である。しかし、農民は大部分が自己負担であるように見えた。ご存知の「一人っ子」政策は厳しく実施されており、これが長期的に見て中国人の教育、さらには国民性にまで、どのような影響を与えるのか、全く壮大な実験が進行していることになる。

今回の訪中の第二の目的は、医療協力および共同研究ということであった。

これについては、日中医学協会の助成金を得て、三カ月の予定で宇多野病院に張鉄良副院長が見え、同じ時期から一年の予定で神経内科医師徐軍先生が研修に来られることになっている。また、国立京都病院の耳鼻科の永原医長にお願いして、河南省州人民病院の耳鼻科の医師が指導を受けに来ることになっている。それらの人と会って、日本での見学、研修の内容について打ち合わせをすることも実際的な目的であった。

■中国流交渉術

さていよいよ鄭州を去る日の朝、「名誉称号の授与式」なるものが病院の講堂で行われることになった。この「授与式」とはどういう形式で行われるのだろうか。「言葉と礼の国」中国のことだから、何かきちんとした「挨拶」をしなければいけないと考えて、五分ぐらいのスピーチの準備をし、十時頃に迎えの車で斎田女史と二人で出かけた。

授与式の前に病院長と今後の医学協力について意見を交換することになっていた。省立病院では院長は五年が任期で、省政府の任命によるらしい。王國斌院長は六十歳の呼吸器科出身の落ち着いた物腰の誠実な行政官医師というタイプの人であった。英語は流暢ではないが、簡単な会話は出来、正確な発音であった。この人が院長になってから医療内容が高度化し、患者が増え、病院は財政的にも著しく改善されたそうで、省政府の信任は厚いようであった。通訳はなじみの李伯齢先生で、中央のテーブルで斎田女史を交えて四人で話し合いが始まった。

冒頭に出されたのが、「日本国立宇多野病院（以下甲という）と中国河南省人民病院（以下乙という）間の姉妹病院関係を締結することに関する協議書（草案）」と題を付された二頁の書類であった。タイプできれいに打たれたもので、「一、甲、乙両院は友好合作関係を建立して両国学界の相互理解と両国人民の友好関係を増進すること」に始まって、研究のための設備、実験の優先的利用とか、乙は毎年一〜二名の医師を甲に派遣し、その日本滞在期間の生活費は甲の負担とするとか六項目のどちらかといえば、乙のほうに都合のよい条件がずらりと書いてあり、最後に両院長の公印を押す場所まで明記してある。

これは大変と隣席の斎田女史に「場合によっては席をけって立たねばならないかもしれないよ」とささやきながら、話し合いに入った。私はまず、われわれの国立病院の制度では院長が一個人の資格でこのような文書に公印を押せないとはっきり断った。ところが相手もさるもので公印がダメならサインはどうかと持ちかけられたが、それは同じ意味合いになろうと断った。横から斎田女史も内容的にはこうなるよう努力するが、日本ではこのような場合は、「不文律」を尊ぶと助け船を出してくれた。しかし、王院長は一見おとなしい温厚な紳士だが、立場もあるのだろう、簡単には引かない。

そこで、私は再度、今回の旅行は休暇を取って来ているのであり、仮に公用として出張して来ても、日中間の国際的協約に近いようなものを一院長が約束することは出来ないと丁寧に断った。話しているうちに一つひらめいて、果たしていままでこのような「協議書」が両国の公的病院間で結ばれた前例があるのかと問いただしてみた。するとちょっと待ってほしいと言われ、係の人が出ていき十五分ほどして戻ってきて「たしかに、北京政府と徳州会との間でこれに近い協議書が交わされている」と報告した。そこで、徳州会病院は私的病院だからその会長には大きな権限があるが、私の場合は身分が違うと言ったところ、向こうも官僚主義の国だけにようやく了解してくれ、協議書はあっさりと引っ込めた。

最後に、私個人としてはこのような方向で両病院が協力関係を続けて行くことには賛成なので、数ヵ月後、張副院長の来日時にもう少し双方に受け入れやすい「声明書」のようなものを交換したらどうかと提案し、向こうも納得したようであった。この間、約一時間半ほどどうなることかと緊張したが、初めに腹をくくって出来ないことは出来ないで通しておいてよかったと思った。しかし、よく考えてみると病院の管理責任者であるということになっている病院長がわが国の国立病院の制度ではきわめて無力であることを白状したようなもので、あまり自慢できる交渉でなかったことも確かであった。そういう点では、中国の病院ではどの程度病院長の権限があるのかもう一度ゆっくり王院長と膝を交えて話してみたいものだと思っている。

さて、この交渉の後は、顔見知りになった先生方が揃って、いよいよわれわれ二人は名誉称号を記した聘書と真っ赤なペナントをいただくことになった。私は謝辞のなかで中国の文豪魯迅の「道と希望とはよく似ている。どちらも、もともと存在するものではない。一人の人が歩き、そこに希望が生まれ小道が出来、続いて何人もの人が歩くようになって初めて大道が出来、希望も現実のものとなるものだ」という言葉を引用して、二つの病院間に大きな道が出来、平和の理想が実現されるように努力したいと述べた。あとで斎田女史は、「先生の話のうちではよく出来たほうだ」とほめてくれた。

その後、送別の宴ということになって、中国へ来てから何度目かの招宴が始まった。この宴では、それまで全く知らなかった病院党委員会書記という六十近い、エネルギッシュでかなり俗っぽい人物が中心的な役割を果たしていた。私がそれまでに聞いたところでは、最近では病院は共産党組織とは別個に運営されているとのことであった。しかし、病院長は党員でなければならないとか、誰々は党員であるとかないとかはお互いによく知っているようであった。この党書記はさばけた人で、何度も私のグラスに強い社康酒を注いでは、乾杯のチャレンジをし、私も一応すべての仕事が終わったこともあって、気持ちよく酔わせてもらった。

この短いが、私自身にとってはかなり印象的な中国人との交渉の後で、中国人同士の簡単ないくつかの交渉を横からみていると、なかなか興味深いものがあった。

中国はやはり言葉の国だけに、ギリギリのところまでふっかけ合って、その上でどこかで妥協点を見つけるのが常道で、その点アメリカ人のやり方とよく似ている。日本人の不文律とか、惻隠の情とかいうものは全く通用しない。

しかし、同時に人と人とのつながりをもきわめて大切にするようである。したがって、たとえば、レストランが一杯だと断られると、その受付の男にまず一本のタバコを勧めることから交渉は始まる。相手は一応断る。しかし、それでも敢えて勧めると、向こうは一本のタバコを受け取る、すかさず火をつけてあげる。それからやおら交渉が始まる。なんだかんだと言っているうちに、いつの間にか話が成立している。それでも向こうが承知しないと宋先生は、胸のポケットから紙切れを一枚取り出す。帰国前夜にこの魔法の紙切れは一体なんだとたずねたら、見せてくれたのは私たち二人について河南省外事部発信の約二十ヵ所ぐらいの行く先々の役所宛に宜しく頼むと書かれた書状であった。事実これと同様の書状はそれぞれの役所にすでに発送されているらしいが、そんなものが末端で通用するとは日本の常識では考えられない。しかし、中国の役所というところはこのような人の交流に並々ならぬエネルギーを使っていることは確かである。

公式に招待された日本人の多くが、中国の歓待ぶりに感激して帰ってくるのはこのような中国の役所独特の接待外交の成功とも言えよう。しかしこのような手法は決して付け焼き刃的にできるものではなく、やはり中国人の何千年の歴史のなかで培われたほとんど天性と言ってよい社交性のなせる技

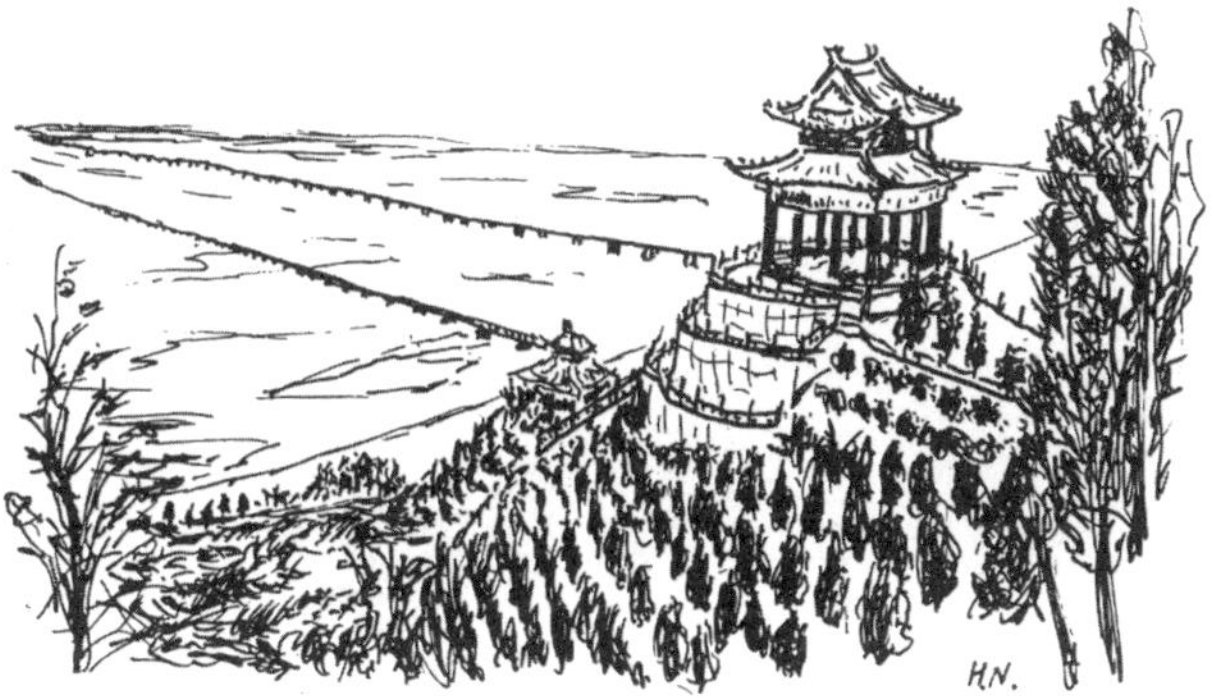

だろう。たしかに中国は長年の多民族国家としての経験から、国家としても「外交」が上手であろうが、それとは別の、個人の徳性としての「社交性」を最も大切にする民族のようである。鄭州最後の日の午後、黄河の流れを見るために邙《ぼう》山までドライブし、夕方五時には鄭州駅で新しい友人たちに見送られながら再び夜行列車に乗り込み、西安へと向った。

■タイムスリップの旅

中国への旅行は、その広大な土地ゆえに空間的に豊富な多様性を経験するのは当然であるが、同時にわれわれ日本人にとっては、時間的にも二重、三重のタイムスリップ感覚をもたらすことになる。それは、現代中国の人口の八割が農民であり、そこを汽車で旅することは日本の戦前のかつての農村生活を思い出させてくれるからであり、また他方では、上海や鄭州などの都市生活の現状は、日本の戦後復興期の混乱や活気に満ちた一時期を思い出させるからである。

さらにいま、果てしなく続く高粱畑と点在する赤茶けた煉瓦作りの村落のなかを長い連結の列車で走り、さらに開封、石家荘などの駅名を目にすると、四十年以上も前の日中戦争中に、われわれより一世代前の先輩たちが兵隊として家郷を離れ、異郷の土地で何を感じていただろうかという感慨を禁じ得ない。

さらにさかのぼって西安の整然たる都大路を車で走っていると、わが国からはるばるやってきた遣唐使たちが感じたであろう中国文化に対するカルチャー・ショックが日本人の国家意識の形成の上にどのような刺激を与えたか考え込んでしまう。

また歴史家ならば、現代中国の建設の槌音を聞きながら、わが国の明治維新の時代との比較にふけり、毛沢東の文化大革命につながる農民主義と西南の役で破れ去った西郷隆盛の生涯とを重ね合わすかも知れない。

とくに中国のここ十年間の飛躍的な発展を、われわれが過去四十年間に経験した日本のそれぞれの時代に対比させることも不可能ではない。しかし、中国はおそらく日本と同じ道を歩むことはないだろう。その理由は、この広大な土地と民族を一つに統合して行くために必然的に身に付けた原則主義（それが現代では社会主義という形をとっていると考えられる）を簡単に捨て去るとは思えないからである。

西安における唐代の大和国との交流の跡とか中国の文化大革命の余波についての車中での議論とか、北京の現代中国におけるショー・ウィンドウ的性格、北京における医療事情などいろいろと見聞したが、紙数もすでにだいぶオーバーしてしまったので別の機会に報告したい。

（初出『右京医師会報』一〇七号　昭和六十四年一月）

2　巨大な隣人

今年（昭和六十三年）の九月二日から十二日まで、中国河南省の招待で、河南省の首都、鄭州の省立人民病院での講演会と名誉院長称号の受諾、医学交流の打ち合わせなどを兼ねて訪問した。上海〜蘇州〜鄭州〜西安〜北京という十日余りにしては欲張った旅行計画のために、三日間は夜行列車で過すハメになった。しかし、中国の歴史と政治にくわしい本院の斎田恭子神経内科医長が一緒であり、その上、日本語が堪能で、昨年宇多野を訪れたこともある宋先生というとびきり計画性と交渉力をもった先生とその弟分の趙先生の二人が、つききりで世話をやいてくれたものだから、旅は楽しいものだった。

中国はいま、文化大革命という十年に及ぶ大変な混乱期をくぐり抜けて、新と旧、右と左、解放と閉鎖、近代化路線と正統保守派、「連米」と「融ソ」、都市と農村、経済至上主義、社会主義、さらには官僚主義まで、対立する立場と観念の渦巻きのなかにある。

毛沢東と「四人組」を倒した鄧小平が、それらをすべてギリギリの線で統御し、国土建設の事業を強引に推進させている。しかし彼の引退後もこのような綱渡り的な発展が続くかどうかということについては、日本の多くの政治学者、経済学者、チャイナウォッチャーの意見はまちまちのようである。

中国という巨大な象、それも長い眠りから覚めて、右に左に動きまわっている象のしっぽに、ちょっと顔をさわられたぐらいで、何かわかったようなことを言うつもりもないが、この旅行のなかで強く感じたことは、「われわれは戦後何十年間か、この巨大な隣人についてほとんど無知のままでよくやってきたものだ」という戦慄的な感慨である。とくに歴史を「鏡」と考え、「社会制度」を重んずる民族と、歴史や制度よりも「技術」と「経済」を最優先してきた民族が、突然「竹のカーテン」を取り除いてみたら、相互に相手の巨大なことに気付いて愕然としているのが現状のように思える。

しかし、日中両国は、いかに政治体制は違ってもお互いに尊敬し合っていかなければ、東アジアの平和はあり得ないことは厳然たる事実である。いま、そのために少しでも役立てばと思って、鄭州の研究者を宇多野に年一人ぐらい受け入れるためにいろいろと手を打っているところである。

（初出『京大医学部二九会報』十二号　昭和六十三年十一月）

3 "A Letter from China"

昨年（昭和六十三年）九月の中国への旅の印象については、前述した。その後、病院長間で姉妹病院の覚書を交わし、本年度も一人の中国人医師を受け入れ、さらに今年九月には本院から副院長と脳外科医長とが河南省政府の招きで講演旅行に行く予定であった。

ところが、一連の天安門事件（六月四日）と戒厳令という予期せぬ事態の進展に戸惑っていた六月十一日に一通の手紙が鄭州から届いた。発信人は、昨年来、河南省人民医院にあって宇多野病院との連携を推進してくれている思慮深く行動力に富み、日本語の巧みなS先生であった。

その書き出しは、三月終わりまで三ヵ月間、宇多野病院に滞在していたT副院長が世話になったことや、そのときに託した土産についてのお礼などが流暢な日本語で綴られていた。ところが、その次の三行がひらがなばかりの文章で、「いまのちゅうごくでは、せいじのけいせいがたいへんけんあくで、すぐになにかはげしいへんどうがでるかもしれません」と書かれていた。続いて、五月二十三日付の河南省衛生庁の命令でO院長が、アフリカへの医療チームリーダーに任命され、本院に来ていたT副院長が病院長に昇任したことが書かれてあった。発信の日付を見ると一九八九年五月二十七日となっている。

O院長は河南省の省長と同期生で、その信任が厚かったが、その省長が今度の事件と連座して他の省へ左遷されたことは当院に現在留学中のJ医師から聞いていた。その上、北京を遠く離れた省の、およそ非政治的な病院長までが、天安門の事件の起こる十日以上も前にすでになんらかの北京の政治的変動のあおりを受けてアフリカまで左遷させられていたことになる！

このさりげなく書かれた一通の便りの裏にある中国の知識人たちの置かれている困難な境遇を察して、何ともやりきれない気持ちになった。それと同時に日本とは全く異なる中国での政治権力と個人の対立の激しさを見せつけられた思いである。第二次大戦後の日本でもワンマン首相は東大総長を「曲学阿世」と非難はしたが首を切ることは出来なかった。最近の世界政治の急激な流動化現象を見るにつけ、私のような官僚の端くれですら「日本は甘い」と思うと同時に、日本で良かったと感ぜざるを得ない。

（初出『京大医学部二九会報』三十五周年記念号　平成元年十一月）

4　四年ぶりの中国雑感

前述した十日間の訪中が契機となって、国療宇多野病院と鄭州市の河南省人民病院との間に「覚書」が取り交わされ、以来四年間、学術交流が継続的に拡大されてきた。

具体的にはこちらからは毎年二人ずつ、当院の中堅医師を派遣し、講演や技術指導を行い、河南省人民病院からは毎年一～二人の若手医師を受け入れてきた。その間、こちらも、国立療養所としては初めての「外国人医師の受け入れ」の指定を取ったり、言葉や習慣の差からくる摩擦問題もひと通り経験した。今回は四年ぶりで、この覚書の改更を目的に平成四年九月十四日から九日間、再度の訪中旅行をすることとなった。その間の雑多な印象のなかから二、三紹介したい。

■解放政策の成果

上海、杭州、西安、鄭州、北京と、ほとんど前回と同じコースをたどることになったために、一種の定点観測のような旅行となった。四年前と比べてどの都市でも高層建築が急増し、服装が多様化し、町並みが綺麗になり、トイレ、列車、道路などの公共物が近代化され、清潔になっているのには驚かされた。おそらく貧富の差も以前より著しくなったのだろうが、大多数の人民が鄧小平の解放路線を享受し、支持していることは確かだろう。

天安門事件で左遷されていたO元病院長（前述“A letter from Chin”を参照）もアフリカから帰国して、河南省の胸部疾患病院の一院長に復帰しており、お会いすることが出来た。これも左右融和政策の結果なのであろう。

■中国のカラOK（カラオケ）

宇多野に一年余来ていたS先生夫妻の招宴の後、「先生、カラオケに行きませんか」と誘われて行ってみると、なんと日本のカラオケとは全く違う代物で、小さなバンドがおり、ひと昔前の日本のキャバレーである。フロアーは社交ダンスを楽しむカップルであふれ、雑技（曲芸）や時装（ファッション）ショーまで楽しめる。鄭州という一地方都市でこのような享楽的・退廃的雰囲気を味わされて中国人の変わり身の早さには驚いた。

S君に、「大変な変わりようだけど、銃声一発で逆戻りしない？」とひやかしたところ、彼は上手なダンスで奥さんを抱きながら、「そんな可能性はあります」と平然と答えた。

中国人とは「本質的に快楽主義的政治人間であり、日本人が禁欲主義的非政治人間なのと対をなす」というのが私の結論である。

■一人っ子政策

中国で表面上守られている一人っ子政策の結果、どういうことになるか。北京の街角で、しばらく立ち止まって数えてみたところ、たしかに二人の子供を連れている人はいなかったが、女の子は二十人中一人だけだった。これを同行のS医師に言ったところ、彼は否定せずに困ったような顔をしていただけだった。中国では中絶は六ヵ月まで許されているようである。おそらく胎児の臓器を用いた移植がときどき中国から発表されるのもこれと無縁ではあるまい。

（初出『京大医学部二九会報』十六号　平成四年十一月）

5　日中両国の二病院間交流

■河南省人民医院との交流について

一九八八年から、国立療養所宇多野病院と河南省人民医院との間で、一定の「覚書」に基づいた医療交流が行われている。そもそもは、一九八七年の秋に人民医院の神経内科副主任宋新光先生が、短期の日本見学旅行の途中、宇治徳洲会病院脳外科医長板垣徹也先生から紹介されて本院を約一週間訪問したことに端を発する。その年の暮れ、鄭州の河南省人民医院の王國斌院長からクリスマスカードとともに、訪中の招待状が送られてきた。

それから地図を開いて、初めて鄭州が人口八千万人の河南省の首都であり、中国を東西南北に結ぶ鉄道の大動脈、瀧海線と京広線が十字に交差する交通の要衝であることを知った。洛陽や開封も同省にあり、歴史的にみても三国志の魏の国にあたり、いわゆる「黄河の子孫」たちの土地である。

また、天安門事件後に気付いたことだが、最近の一連の政変の渦中にある趙紫陽前総書記は、ここ河南省滑県の出身である。

一九八八年九月、第二神経内科医長斎田恭子女史と私は、河南省政府の招待により同病院を訪問し、講演を行った。その間に同病院王國斌院長から今後の交流を促進するために「両病院間の姉妹関係締結に関する協議書」なるものに署名を求められた。しかし、これはわれわれ厚生省管轄下の病院としては、制度上約束不可能な内容が多かったために、こちらからあらためて受け入れ可能な案を作成することを約して帰国した。

帰国後、厚生省療養所課や医療センターをはじめ二、三の国立病院にも問い合わせた結果、公的医療機関の間での前例となるような協議書はないことがわかった。そこで、①「協議書」とか「協約書」というよりも拘束性のない「覚書」のほうが適当である、②将来の多角的交流に際して他病院との協力関係を拘束しない、③再検討の時期や解消の方法も明らかにしておくこと、などの点をふまえた「覚書」(日中両国語による)を作成し、両病院長の私印を用いて交換することとなった。

なお、天安門事件中に王國斌病院長の更迭、アフリカ転任があった。その後、㈶日中医学協会の助成金により三ヵ月間、本院に滞在しておられたことのある張鉄良副院長が新病院長に就任されたのを機に、「第二次覚書」を交換した。この「覚書」によって両病院間に一定のルールが出来、それを基盤にして徐々に両病院間の日中医学協力事業は本格化している。

具体的成果を簡単に述べると、日本からは、毎年秋に本院の専門医師二人が交代で河南省の招待によって河南省人民医院を訪問し、集中講演会を行っている。また、中国から、張鉄良副院長（現病院長——日中医療協力事業助成金により三ヵ月間）、徐軍医師（一年三ヵ月間、神経内科の研究に従事）、宋新光副主任（日中医学協力事業助成金により一年三ヵ月間、神経内科の研究に従事）、謝偉民耳鼻科主任（国立京都病院にて永原園彦耳鼻科医長の下で一年間研究）などの研修生を次々と受け入れ、さらに短期視察団として、一九九一年六月中旬には張濤産婦人科医長、任鳳鳴外科医長、孔芙蓉総看護婦長をお迎えしてきた。

このような特定の病院との交流では、得られる情報が偏る恐れはあるが、一方、急激に変化しつつある中国の医療事情を年ごとに「定点観測」できる利点もある。

■中国の医療レベルとシステムの評価

中国の医療レベルを日本の科学的水準と照合して、二十〜三十年の違いがあるとする意見は日本側のみならず中国側からもしばしば聞かれる。しかし、医療は科学であると同時に国民の生命安全保障のための社会的制度であることに留意する必要がある。

われわれの知識を整理してみると、中国の医療制度の特徴は、①予防に重点を置いた大衆動員による公衆衛生活動、②伝統医学の人的および物質的資源の巧みな活用、③村、郷、県、市、省と下より上に至る各級の階層的な病院連携、④中国の八〇%を占める農村における家族主義に支えられた病院の看護態勢、などがあげられる。要するに中国の医療はその置かれている社会的、経済的情勢のなかで、それなりに効率よく運営されているように見える。

医療の現場では、世界の医学から長らく隔絶されていたことによる情報不足のなかで、中国の若い医師たちは意欲的に西洋医学を吸収し、中国の現状にあった創意と工夫を重ねている。

とくに省レベルのセンター病院では多くの優秀な指導者を擁している。日本よりも層の厚い専門医師団を作り出している。しかも中国では日本で想像出来ないくらい短期間に多数の症例が集中的に経験されることになり、そのスケール・メリットは医療の質的向上に対しても大きな推進力となっているようである。

これから十年後には、中国医学は日本とは異なった独自の道をたどって、大きく成長する可能性がある。その場合、問題となってくる点は、①農民層を中心にした国民の保健制度充実への要求、②日本以上に深刻な看護婦不足、③文革とそれに続く政治的背景の中で生じてきた中国の医師たちの年齢的断層など、のように思われる。

■情報交換の限界

十二億の人口を擁する広大な中国は、日本と比べてはるかに高度な中央集権的官僚国家であり、われわれが接触する病院医師は自然科学を求める技術者であると同時に、国家または省政府に奉仕する官僚であることを知っておく必要がある。私たちは、中国では政変があると行政官である病院長が簡単に交代することを目の当たりにして、中国古来からの「政治と個人の対立」の厳しさを知らされた。したがって個々の医療知識の交換は、自由に見えても、その情報が国家の評判にまで関係する場合は自由に表現されにくい可能性がある。

一例を挙げると、中国で一人っ子政策が強力に推進されるなかで、妊娠中絶がどのような形で行われているのかという問題、あるいは胎児を利用した臓器移植はなぜ可能なのかという問題などになると、突然沈黙にぶつかったり、あいまいな表現になってしまうことを経験した。

われわれの側もこの辺りの事情を察知しながら情報を受け止める必要がある。

古来、日本は中国から多くのことを学びとってきた。その結果、両国民は多くの文化、生活習慣を共有している。

しかし、わが国は「科学技術」と「経済」を重視し、中国は「歴史」と「社会制度」を重んじている。医療のシステムにおいてもこの原理、原則が両国の医療を特徴付けているように思われる。

したがって、日中いずれの医療制度が進んでいるかという比較は不毛であり、それぞれの文化と伝統に根ざした独自の医療制度であることを認識し、尊重し合いながら草の根の交流を重ねることにより、両国の相互理解が深まることを確信している。

このような交流活動を支持して頂いた㈶日中医学協会および関係の諸氏に深甚の謝意を表する。

（初出『日中医学』六巻三・四号　平成四年五月）

6 最近の中国医療についてのメモ

過去二十年以上にわたって、わが国のチャイナ・ウォッチャーの悲観論は絶えず裏切られてきた。しかし楽観論者が正しいかというと、そうでもない。この辺が中国らしい。つまり中国ではことが政治体制に多少とも関係すると、「火のないところに煙は立たない」と同時に、外部からの観測では、針小棒大に報道されがちである。

こと公衆衛生ないし医療衛生に関することでも、「中国にはハエがいない」などという話は中国に一度でも行ったことのある人は、信じないだろう。一方では世界的には実効を疑問視されていた「一人っ子政策」は、ある種の不可抗力的な歪みは受けながらも、かなり徹底して、国是として、実行されてきた。

この事実は中国政府が中、長期的な視野に立った政策の実行能力を世界に示すことになった。現在の中国の高度成長についても、所得格差の増大、農村部と都市の対立、緊急かつ広範囲の環境問題(森林乱伐による乾燥、土地の疲弊、洪水、海水汚濁、「複合汚染」などの悪循環)、国際資本の不安定化と流動性、地方政府と農民の反乱、指導層の腐敗など挙げ出したらきりがない、数多くの予測困難な要因を抱えている。

しかしそのような困難はあくまで要因であるに過ぎないので、確定的な予測は出来なくても優先順位を立て対策を実行することは出来る。鄧小平、江沢民から政権を受け継いだ胡錦涛を中心としたテクノクラートたちの集団的指導により、十三億の民のダイナミックな変動のなかで、綱渡りのような政策運営に成功しているように見える。自然環境の悪化のコントロールはかなり困難としても、こと人治に関しては、対日政策のような外交問題にしても、国内的な法輪功対策にしても一定の方針の下に、ギリギリの線で統制されている。

私は十四年前に、中国の医療は日本とは異なる方向を指向していること、つまり農村を中心とした、大衆動員による公衆衛生活動に特徴があることを指摘した。最近数年間、とくに二〇〇三年より、全国各地で推進されている「新型農村協同医療」が注目を集め出した。

一九五〇〜六〇年代に、毛沢東革命政府の指導で、合作医療（協同医療）が全国的に展開された歴史があり、その村単位での施術者として、「はだしの医者」が大量に養成された時期がある。これは半農半医であり、中医（漢方）を中心とし、村単位の公衆衛生活動の要であるが、教育レベルは中学卒者に二、三ヵ月の医学教育を与えた程度であった。一九六五年以降、三、四年制の医科大学の新設ラッシュのなかで、協同医療運動の衰退とともに、急速にその実数も減ってきた。

今回の「新型農村協同医療モデル地区に関する通知」では中央、地方政府と、農家各世帯の三者がそれぞれ十元以上の負担となる医療保険を創設することを明記しており、主として入院医療をカバーすることになる。この試みはいままで弱体であった村、郷レベルの医療へのテコ入れを狙っている。現在はそれを採用している県は二二％であるが、二〇〇七年には六〇％、二〇一〇年には全農民をカバーする目標である。

この国策は、他の多くの政策と同様に、極めて多面的な狙いがあって、いくつかの試行や検討がなされた上で、提案されたものと思われる。その狙いとは、まずこれによって、中央政府は、全国的な保健医療制度の第一歩を確実に踏み出すことができる。しかもその対象がいま極貧層を形成している、中西部の農民であることは中央政府の最も力点を置いている「三農問題」とも関連している。この政策は農民の福利厚生の第一歩となるとともに、おそらく租税を広くから、確実に取り立てることが出来るようになるだろう。つまり公衆衛生活動を通じて今後の年金・福祉問題の財政的基礎の確立にも繋がるだろう。

今後十年間の農村重視政策の一枚看板ともなりうる、という意味では、いかにも中国政府らしい巧妙なアメとムチの両面を狙った国民生活運動でもある。これが政府の狙いどおりに成功するかどうかは、まだ数年間の観察

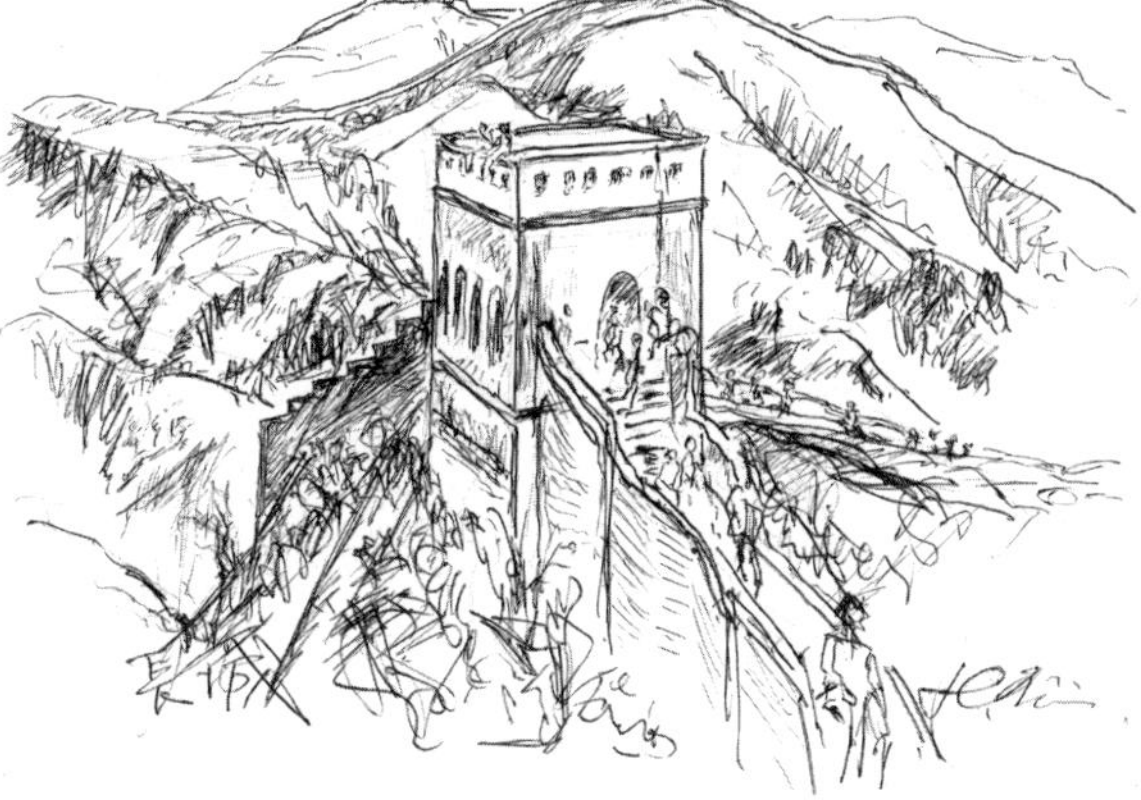

が必要だろうし、日本の保健・福祉改革問題と同様に、あるいはそれ以上に一般大衆の反応いかんにかかっているようだ。

おわりに

二年前の八月の終わりに、突然私を襲った小脳失調様の発作は、私の人生へのおさらばが近いことを警告してくれた。そのときのショックをもとにして、私は自己流の「回想詩集」なるものを手作りして中学時代からの友人数人に配った。こんなものが詩と呼べるかどうか、私には全く自信はなかったが、何かを発信せずにはいられなかったことは確かだ。

畏友中岡哲郎君はわざわざ電話してきて「あれは良かった。鮎川信夫のより良い」と激励してくれた。私はかつて井上靖の詩集『地中海』が好きで、何度も読んだことがあったが、あれは韻律詩の範疇から逸脱しているように思っていた。私は慌てて、鮎川信夫の詩集と、『詩がわかる本』というジェームス・リーヴスという人の詩の入門書を買ってきてパラパラと拾い読みしてみた。やっぱり中岡君の言ってくれたことは、一種のお世辞であって、とてもこの当代一流の詩人のものとはかけ離れたものであることは、よく判った。しかしリーヴスによれば、「すべての読者に共通している人間性に訴え、それと同時に読者一人一人に違った経験を与えることが詩の本質である」らしく、韻を踏もうが踏むまいが関係ないと書いてあるようで、私は勝手な自信をつけてしまった。このような理由から、本書の一、二章の冒頭に、「詩のようなもの」が付けられてしまったことをお断りしたい。

本書に書かれているのは時の流れのままに七十有余年生きてきた一神経内科医のノートであり、しかも神経内科学とは直接関係のない、一人の落ちこぼれの臨床医が書いたため息やうめき声のメモに過ぎない。本書の根幹をなす、九十日間の世界旅行の位置付けを、私のライフサイクルの観点からすれば、古代インドの四住期モデルでいうところの学生期に次ぐ家住期から、林棲期への、移行するべき時期における際立った通過儀礼というべきものであったのだ。気が付いてみれば七十五歳を過ぎて遊行期に入っていたことになる。壮年期へのイニシエーションとして九十日間のひとりぼっちの修行の時間を、「お前は何者なのか、何を求めているのか、自己否定が出来るのか」という公案をぶら下げて、世界を行脚するという貴重な時間を与えられたわけで、こんなに幸運な男はそんなにはいないだろう。

しかもこの修行はそのときには誰にも認められず、疲れ果てて日本に帰って来た。いわば解脱も出来ず、さらに京大、北野病院と遍歴の生活を送って、そのまま北の新地あたりで朽ち果てていた可能性も大いにあった。

しかし私を見捨てなかった数少ない先輩、旧友たちのお陰で、突然、一つの時代を先取する仕事を与えられ、格闘するなかで、ようやく自分の鼻の先にぶら下げていた「自己実現」など、取るに足らない命題に過ぎないことを悟らされたわけで、まさに「解脱（nirvana）を求めて、はからずも悟り（enlightment）を得た」ことになる。

最後に、このような生臭修行僧の晩年「遊行期」の生活の一端をご披露して幕を閉じさせて頂く。私は自分がバーバル人間ではなく、ヴィジュアル人間であることは自覚していた。そこで最初に取り組んだのは、絵画の美を通じて何かを得たいということだった。ここでもありがたいことに、斉藤博先生、桑田道夫先生、池田良則先生、芝田友司先生、石井康正先生などという普通なら願っても得られない先生方に、ご指導を得ることが出来、いまはドイツ表現派の巨匠、エミール・ノルデに少しだけ似ていると唆されて、六十の手習いで、頭がボケても手だけはボチボチという状態である。

さらに私が学位をとるために最初に与えられた仕事である臨床脳波を手掛かりにして、最近は自分の眠りと夢についての自己省察を加えながら、睡眠、レム期、夢、さらに睡眠中の記憶などについて、ジュヴェーやホブソンなどの論文を読んで、現代睡眠学の最先端も理解だけはどうにか出来るようになった。

吉福伸逸氏は、現代の老人が、自己を見つめる時間を失いつつあり、自他ともに老人が「成熟する」という考えが乏しいことを憂いておられる。それを防ぐためには、自分の内面を回想し、内部に遊ぶことが大切であるという。

私は比較的早くから自由になる時間を得たことから、自己流の夢分析に遊び、時には明晰夢を楽しむことも出来るようになった。お陰で私は毎夜、一杯のナイトキャップに助けられて、「今夜はどんな人と、どんな夢で会えるのだろうか」という心豊かな愉しみのなかで眠りに落ちる。

私のこのような日々の心境を表すにふさわしいフレーズを、老メイヨー（メイヨー兄弟の父）の書簡のなかに発見した。それはまた加地・菅両氏によって美しく邦訳されている。

"Every yesterday was a vision of hope, Every today is a dream of content.

(昨日までは夢を追い求め　今日よりは満ちたりし夢に身をまかす)

気ままな私を支持し、応援してくださった先輩、同僚、後輩の皆様に心よりお礼を申し上げる。終わりにこの視界不明の長い巡礼の旅路を共にしてくれた、私の妻と家族たちに感謝したい。

平成十八年秋

梶井のくすし

(このニックネームは五年間続いている。わが敬愛する四人のメル友、衣笠翁、御室の大臣、修学院の童子と鷺の森老との毎日のような刺激的な交流に感謝しつつ)

著者紹介

西谷　裕（にしたに　ひろし）
昭和3年生まれ
昭和29年　京都大学医学部卒業
昭和39年〜41年　米国ミシガン大学精神神経研究所研究員
昭和50〜53年　大阪北野病院内科部長
昭和53年〜平成6年　国立療養所宇多野病院副院長を経て院長，名誉院長
平成6年より，京都専売病院長，康生会武田病院名誉院長を経て，現在，恵心会京都武田病院顧問
平成18年4月　瑞宝中綬章受章
編著書　『現代難病事典』東山書房　1994，『神経学のフィールドにて』近代文藝社　1994，『医療福祉論』嵯峨野書院　2003，他多数

難病治療と巡礼の旅

2006年10月24日　第1刷発行

著　者　西谷　裕
発行者　柴田淑子
印刷者　西澤利雄
発行所　株式会社　誠信書房
〒112-0012 東京都文京区大塚3-20-6
電話　03 (3946) 5666
http://www.seishinshobo.co.jp/

あづま堂印刷　協栄製本
検印省略

ISBN4-414-70602-5 C0095